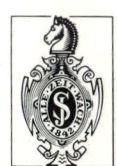

Thomas Mindermann

Single-Dose Antibiotikaprophylaxe

Mit 25 Tabellen

Springer-Verlag

Berlin Heidelberg New York
London Paris Tokyo
Hong Kong Barcelona
Budapest

Dr. med. Thomas Mindermann
Neurochirurgische Universitätsklinik
Departement Chirurgie
Kantonsspital Basel
CH-4031 Basel

ISBN 3-540-53658-2 Springer-Verlag Berlin Heidelberg New York

Datenkonvertierung, Druck- und Bindearbeiten: Appl, Wemding
27/3145-543210 – Gedruckt auf säurefreiem Papier

Inhaltsverzeichnis

Ich danke Herrn Prof. U. F. Gruber,
der mir dieses Thema 1983
zur Dissertation überlassen hat
und der als Koautor
bei der ersten Auflage 1984
und bei der englischen Auflage 1985
mitgewirkt hat.

Einleitung

Cruse und Foord [48] haben von 1967 bis 1977 in der größten prospektiven Arbeit dieser Art die Wundinfektionsraten für verschiedene Operationen bestimmt. Sie haben die Wunden in vier Kategorien mit unterschiedlichem Infektionsrisiko eingeteilt:

„saubere" Wunden mit einer Infektionsrate von 1,5%
„sauber kontaminierte" Wunden mit einem Risiko von 7,7%
„kontaminierte" Wunden mit einem Infektionsrisiko von 15,2%
und „schmutzige" Wunden mit 40,0% Wundinfekten.

Diese Resultate von Cruse und Foord stehen im Einklang mit weiteren prospektiven [28, 59, 103] und retrospektiven [150] Arbeiten. Neuere Arbeiten erreichen geringere Infektionsraten, was auf den Gebrauch von prophylaktischen Antibiotika zurückgeführt wird [135, 182].

Operationen, bei denen eine Antibiotikaprophylaxe gegeben werden sollte, sind die der Kategorien sauber kontaminiert, kontaminiert und schmutzig. Es ist das Ziel die Wundinfektionsrate dieser Eingriffe auf das Niveau sauberer Wunden zu senken: 1–2%.

Es gibt Ausnahmen, bei denen auch Operationen der Kategorie sauber mit einer Prophylaxe abgeschirmt werden sollten: bei Implantation von Fremdkörpern, bei vitaler Gefährdung des Patienten durch einen Wundinfekt, bei Reoperation durch eine alte Narbe [50] oder bei individuell erhöhtem Infektionsrisiko.

1961 fand Burke [33] im Tierversuch einen entscheidenden Zeitraum von drei Stunden während dem ein Antibiotikum gegeben werden muß um prophylaktisch wirksam zu sein. Das beste Resultat wird erzielt, wenn das Antibiotikum präoperativ appliziert wird, das heißt wenn zum Zeitpunkt der intraoperativen Kontamination bereits ein bakterizider Serumspiegel vorhanden ist. Diese Erkenntnis wurde in weiteren Studien auch für klinische Verhältnisse bestätigt [218, 219].

Es stellt sich die Frage, für welche Dauer eine solche Prophylaxe sinnvoll ist. In der folgenden Übersichtsarbeit wird versucht, diese Frage zu beantworten.

Material und Methoden

Die prospektiven, randomisierten und kontrollierten oder vergleichenden Arbeiten der Weltliteratur mit einer Single-Dose
Antibiotikaprophylaxe werden für den Zeitraum vom 1.1.1970
bis zum 1.7.1988 zusammengestellt.

Eine Arbeit wird in dieser Zusammenstellung aufgeführt,
wenn mindestens eine der Versuchsgruppen aus zehn oder mehr
Patienten besteht, wenn die Resultate nach Operationsgebieten
wie z.B. „Magenchirurgie" aufgeschlüsselt sind, wenn bei mindestens einem der Patientenkollektive das Antibiotikum präoperativ und systemisch verabreicht wird und wenn die Aus-
schlüsse von der Studie nach Randomisierung nicht mehr als
10% betragen.

Wegen der Besonderheiten in der Geburtshilfe (Durchtren-
nung der Nabelschnur) und bei den Appendektomien (intraoperativer Befund von bland bis perforiert) sind in den Tabellen
auch Studien aufgeführt, die das Antibiotikum erst intraoperativ oder sofort postoperativ geben. Die Applikation von Suppositorien wird als systemische Applikation gewertet. Sofern bei
Prozentzahlen keine Dezimalstellen angegeben sind, sind diese
ab 0,6 aufgerundet, sonst abgerundet.

1 Abdominalchirurgie

1.1 Magenchirurgie

Resultate

Es gibt sechs kontrollierte (siehe Tabelle 1) und neun vergleichende Studien (siehe Tabelle 2). Dabei erhalten 594 Patienten eine Single-Dose Antibiotikaprophylaxe. Die Wundinfektionsrate in den Kontrollgruppen beträgt 9–38%, in den antibiotisch abgeschirmten Gruppen 0–22%. Die meisten Studien schließen Patienten mit hohem Infektionsrisiko ein: Notfalleingriffe und pH > 4 des Magensaftes.

Die kontrollierten Studien zeigen, dass alle getesteten Antibiotika in einer Einzeldosis das Wundinfektionsrisiko senken, in den Studien mit Cefuroxim jeweils signifikant, und daß sich eine Prophylaxe nicht auf Patienten mit „Risikofaktoren" beschränken sollte [126].

Die vergleichenden Studien zeigen, daß alle verwendeten Cephalosporine unabhängig von Serumhalbwertszeit, Proteinbindung und Breite des Erregerspektrums vergleichbare Resultate erzielen, daß die Kombination mit einem Anaerobier-Mittel in der Magenchirurgie nicht nötig ist, dass eine Mehrfachdosierung keine Vorteile gegenüber der Einzeldosis bietet und daß wahrscheinlich die systemische Applikation der lokalen in Bezug auf intraabdominelle Komplikationen überlegen ist.

Nebenwirkungen: in Zusammenhang mit Cefuroxim als Einzeldosis kommt es einmal zu einer Diarrhoe mit Nachweis von Clostridium difficile [174].

Tabelle 1. Resultate von kontrollierten Studien in der Magenchirurgie

Autor	Publ. Jahr	Ref.	Antibiotikum und Dosierung	Appli-kation	n Patienten Ko	n Patienten Ab	Wundinfekte Ko	Wundinfekte Ab	Signifi-kanz	Einbezug von Notfällen und Risikofaktoren
Mitchell et al	1980	167	Cefuroxim 1.5 g	i.v.	21	20	38%	5%	$p < 0.001$	ja
			Cefuroxim 1.5 g + Metronidazol 1 g	i.v. supp.	21	21	38%	9%	$p < 0.01$	
Hares et al	1981	87	Cefuroxim 1.5 g	i.v.	28	27	35%	7%	$p < 0.05$	ja
Brown et al	1982	29	Ticarcillin 6 g	i.v.	14	17	21%	0%	n.g.	ja
Giercksky et al	1982	73	Doxycyclin 400 mg + Tinidazol 1600 mg	i.v. i.v.	118	133	28%	4%	n.g.	ja
Keighley et al	1982	126	Cefuroxim 1.5 g	i.v.	34	23	29%	4%	$p < 0.05$	Ko: keine Risikofaktoren
			Ticarcillin 5 g	i.v.	34	23	29%	22%	NS	Ab: nur Risikofaktoren
Taylor et al	1985	228	Cefamandol 2 g	i.i.*	45	48	9%	0%	n.g.	keine Angaben

Ko: Kontrollkollektiv Ab: Kollektiv mit Antibiotikaprophylaxe Risikofaktor: Magensaft - pH > 4 S: signifikant
NS: nicht signifikant n.g.: nicht gemacht
* i.i.: präoperative Injektion im Verlauf der Inzision

Tabelle 2. Resultate von vergleichenden Studien in der Magenchirurgie

Autor	Publ. Jahr	Ref.	Antibiotikum und Dosierung		Appli- kation	n Pat.	Wund- infekte	Abszesse	Signifikanz	Notfälle und Risikofaktoren
Mitchell et al	1980	167	Cefuroxim Cefuroxim Metronidazol	1.5 g 1.5 g + 1 g	i.v. i.v. supp.	20 21	5% 9%	keine Angaben	NS	ja
Greenall et al	1981	79	Cefaloridin Cefaloridin	1 g 1 g	i.v. topisch	22 29	6% 7%	keine Angaben	NS	ja
Hares et al	1981	87	Cefuroxim Cefuroxim	1.5 g 1.5 g	i.v. topisch	27 26	7% 4%	0% 19%	S	ja
Brown et al	1982	29	Ticarcillin Cefalotin	6 g 3 Dosen	i.v. i.v.	17 33	0% 0%	keine Angaben	NS	ja
Keighley et al	1982	126	Cefuroxim Ticarcillin	1.5 g 5 g	i.v. i.v.	23 23	4% 22%	0% 0%	$p < 0.05$	nur NF + RF
Ausobsky et al	1983	12	Latamoxef Cefaloridin	1 g 1 g	i.v. i.v.	9 11	11% 9%	keine Angabe	NS	ja
Pazur et al	1983	186	Cefotaxim Gentamycin Clindamycin	1 g 80 mg + 600 mg	i.v. i.v. i.v.	30 34	10% 12%	keine Angaben	NS	ja
Morris et al	1984	174	Cefuroxim Mezlocillin	1.5 g 2 g	i.v. i.v.	40 38	2% 13%	2% 8%	$p < 0.05$	ja
Svaninger et al	1987	223	Doxycyclin Cefuroxim	400 mg 3 Dosen	i.v. i.v.	98 101	4% 4%	8% 8%	NS	nur NF + RF

7

Diskussion

In der Magenchirurgie ist das Wundinfektionsrisiko der sauber kontaminierten, der kontaminierten und der schmutzigen Wundkategorien zu erwarten, wenn die Studie auch Notfalleingriffe einschließt. Das erklärt die Infektionsraten von 21–38% bei den Kontrollpatienten. Bei Aspiration von Magensaft sowie bei postoperativen Wundinfekten wird folgendes Erregerspektrum vorgefunden: Staphylokokken, E. coli, coliforme Keime, Enterokokken, Streptokokken und Anaerobier [67, 80, 87, 167, 174, 178].

Bei diesem Erregerspektrum sind Cephalosporine oder Penicilline zur Prophylaxe indiziert.

Es ist auffallend, daß in zwei Studien [126, 174] die Breitspektrumpenicilline nicht die zu erwartende Wirkung zeigen. Wahrscheinlich ist die adäquate Dosierung für Ticarcillin 6 g [29, 191] und für Mezlocillin 5 g [55, 160, 161, 222, 236].

Risikofaktoren zur präoperativen Identifikation von Patienten mit erhöhtem Infektionsrisiko erweisen sich in diesen prospektiven Studien nicht als zuverlässig [126, 223]: Keighley et al. [126] haben selektiv nur Patienten mit dem Risikofaktor Magensaft pH > 4 mit einer Einzeldosis abgedeckt. Diese Patienten haben bei geeigneter Wahl der Prophylaxe eine signifikant geringere Wundinfektionsrate als Patienten ohne diesen Risikofaktor und ohne antibiotische Abschirmung. In einer späteren Arbeit [174] kommen er und seine Mitarbeiter vom Prinzip der selektiven Antibiotikaprophylaxe für sogenannte „high-risk" Patienten ab.

Bei der proximal selektiven Vagotomie ist eine Antibiotikaprophylaxe nicht angezeigt. Das Lumen wird nicht eröffnet, es handelt sich um einen primär aseptischen Eingriff und dementsprechend ist das Wundinfektionsrisiko gering [87]. Das gleiche gilt sicherlich für die Fundoplikatio.

Es wird empfohlen allen Patienten bei denen der Magen eröffnet wird präoperativ eine Single-Dose Antibiotikaprophylaxe mit einem 1.- oder 2.-Generation Cephalosporin zu geben. Als Alternative eignet sich ein genügend hoch dosiertes Breitspektrumpenicillin oder ein Tetracyclin.

1.2 Gallenwegschirurgie

Resultate

Es finden sich 21 kontrollierte (siehe Tabelle 3) und 20 vergleichende Studien (siehe Tabelle 4), in denen 3038 Patienten eine Single-Dose Antibiotikaprophylaxe erhalten. Analog zur Magenchirurgie reicht die Wundinfektionsrate bei den Kontrollen von 4–33% und bei den antibiotisch abgeschirmten Patienten von 0–18%.

Die kontrollierten Studien zeigen, daß alle eingesetzten Antibiotika das Wundinfektionsrisiko senken, mehrheitlich signifikant.

Die vergleichenden Studien zeigen, daß alle verwendeten Cephalosporine unabhängig von der Serumhalbwertszeit, von der Gallengängigkeit und von der Breite des Erregerspektrums gleich gute Resultate erzielen, daß die Kombination mit einem Anaerobier-Mittel nicht nötig ist, daß eine Mehrfachdosierung im direkten Vergleich keine Vorteile bietet und daß man sich bei der Prophylaxe nicht auf sogenannte „high-risk" Patienten beschränken sollte [5, 177].

Nebenwirkungen: in Zusammenhang mit Cotrimoxazol in Einzeldosis kommt es zweimal zu einem Exanthem [172], ein anaphylaktischer Schock unklarer Aetiologie tritt bei einem mit einer Single-Dose Cefotaxim behandelten Patienten auf [224].

Diskussion

Auch in der Gallenwegschirurgie finden sich Wundverhältnisse, die in die Kategorien sauber kontaminiert, kontaminiert und schmutzig fallen. Damit erklären sich die relativ hohen Infektionsraten der unbehandelten Kontrollpatienten. Die Erreger, die bei infizierter Galle im Gallenwegssytem angetroffen werden sind: E. coli, coliforme Keime, Enterokokken, Streptokokken, Staphylokokken und Anaerobier [56, 115, 242].

Tabelle 3. Resultate von kontrollierten Studien in der Gallenwegschirurgie

Autor	Publ. Jahr	Ref.	Antibiotikum und Dosierung		Appli-kation	n Patienten		Wundinfekte		Signifi-kanz	Einbezug von Notfällen und Risikofaktoren
						Ko	Ab	Ko	Ab		
Grfifiths et al	1976	80	Tobramycin Lincomycin	1.5 mg/kg +600 mg	i.v. i.v.	18	16	22%	0%	n.g.	ja
Strachan et al	1977	220	Cefazolin	1 g	i.m.	65	63	17%	3%	p < 0.025	nein
Morran et al	1978	172	Cotrimoxazol*	10 ml	i.v.	47	48	21%	4%	p < 0.05	nein
Karran et al	1980	124	Cefazolin Cefazolin	2 g 2 g	i.m. i.m.	50 100	50 100	20% 14%	0% 1%	n.g. n.g.	ja ja
Mitchell et al	1980	167	Cefuroxim Cefuroxim Metronidazol	1.5 g 1.5 g +1 g	i.v. i.v. supp.	22 22	22 20	14% 14%	5% 0%	NS NS	nein nein
Croton et al	1981	45	Cefuroxim	1.5 g	i.v.	39	40	28%	2%	p < 0.05	ja
Mourot et al	1981	176	Cefazolin	1 g	i.v.	29	30	28%	7%	p < 0.05	nein
Gierecksky et al	1982	73	Doxycyclin Tinidazol	400 mg +1600 mg	i.v. i.v.	159	153	7%	0%	n.g.	nein
Elke et al	1983	55	Mezlocillin	5 g	i.v.	165	159	10%	4%	p < 0.05	ja
Karran et al	1983	125	s. Antibiotika in Tabelle 4		i.v.	50	560	12%	0%	S	nein
Lahtinen et al	1983	137	Cefuroxim	1.5 g	i.v.	30	30	33%	3%	p < 0.002	nur NF + RF
Ronconi et al	1983	198	Ceftriaxon	1 g / 2 g	i.v.	40	80	22%	0%	p < 0.001	nein

* 160 mg Trimethoprim + 800 mg Sulphamethoxazol

Tabelle 3. (Fortsetzung)

Autor	Publ. Jahr	Ref.	Antibiotikum und Dosierung		Appli-kation	n Patienten		Wundinfekte		Signifi-kanz	Einbezug von Notfällen und Risikofaktoren
						Ko	Ab	Ko	Ab		
Lewis et al	1984	148	Cefazolin	2 g	i.v.	46	46	24%	2%	$p < 0.002$	nur NF + RF
Morran et al	1984	173	Cefuroxim	1.5 g	i.v.	81	79	12%	3%	$p < 0.05$	nein
Sykes et al	1984	224	Cefotaxim	1 g	i.v.	32	34	12%	0%	n.g.	nein
Willis et al	1984	242	Cefazolin	1 g	i.m.	127	125	12%	2%	$p < 0.005$	nein
Taylor et al	1985	228	Cefamandol	2 g	i.i.*	69	68	17%	1%	n.g.	keine Angaben
Lewis et al	1987	149	Cefazolin	2 g	i.v.	40	52	25%	5%	$p < 0.002$	nur NF + RF
Castoldi et al	1988	34	Cefotaxim	1 g	i.m.	28	26	4%	0%	NS	nein

* i.i.: präoperative Injektion im Verlauf der Inzision

Tabelle 4. Resultate von vergleichenden Studien in der Gallenwegschirurgie

Autor	Publ. Jahr	Ref.	Antibiotikum und Dosierung	Applikation	n Pat.	Wund-infekte	Signifikanz	Notfälle und Risikofaktoren
Strachan et al	1977	220	Cefazolin 1 g	i.m.	63	3%	NS	nein
			Cefazolin 5 Tage	i.m.	73	5%		
Mitchell et al	1980	167	Cefuroxim 1.5 g	i.v.	22	5%	NS	nein
			Cefuroxim 1.5 g	i.v.	20	0%		
			Metronidazol + 1 g	supp.				
Croton et al	1981	45	Cefuroxim 1.5 g	i.v.	40	2%	NS	ja
			Cefuroxim 3 Tage	i.m.	35	9%		
Greenall et al	1981	79	Cefaloridin 1 g	i.v.	41	11%	n.g.	ja
			Cefaloridin 1 g	topisch	29	4%		
Ausobsky et al	1983	12	Latamoxef 1 g	i.v.	21	5%	NS	ja
			Cefaloridin 1 g	i.v.	21	14%		
Karran et al	1983	125	Cefazolin 2 g	i.v.	250	0%	NS	nein
			Cefradin 2 g	i.v.	50	0%		
			Cefuroxim 1.5 g	i.v.	25	0%		
			Cefamandol 2 g	i.v.	25	0%		
			Mezlocillin 2 g	i.v.	75	0%		
			Cefoxitin 2 g	i.v.	50	0%		
			Cefalazim 2 g	i.v.	60	0%		
			Ceftriaxon 2 g	i.v.	25	0%		

Tabelle 4. (Fortsetzung)

Autor	Publ. Jahr	Ref.	Antibiotikum und Dosierung	Applikation	n Pat.	Wund-infekte	Signifikanz	Notfälle und Risikofaktoren
Ronconi et al	1983	198	Ceftriaxon 1 g / Ceftriaxon 2 g	i.v. / i.v.	40 / 40	0% / 0%	NS	nein
Tasker et al	1983	226	Cefotaxim 2 g / Cefazolin 2 g	i.v. / i.v.	54 / 58	0% / 0%	NS	ja
Kellum et al	1984	128	Ceftriaxon 1 g / Cefazolin 1 Tag	i.v./i.m. / i.v./i.m.	41 / 40	0% / 0%	NS	nur NF + RF
Maki et al	1984	154	Cefonicid 1 g / Cefoxitin 1 Tag	i.v./i.m. / i.v./i.m.	64 / 66	5% / 1%	NS	nein
Murray et al	1984	177	Cefuroxim 1.5 g / Cefuroxim 1.5 g	i.v. / i.v.	50 / 50	0% / 18%	$p < 0.001$	ja / nur NF + RF
Willis et al	1984	242	Cefazolin 1 g / Cefazolin 1 g	i.m. / topisch	125 / 123	2% / 2%	NS	ja
Ambrose et al	1987	5	Mezlocillin 2 g / Mezlocillin 2 g	i.v. / i.v.	34 / 85	18% / 2%	S	nur NF + RF / ja
Harnoss et al	1987	89	Apalcillin 1 g / Ceftriaxon 1 g	i.v. / i.v.	79 / 87	0% / 0%	NS	nein
Castoldi et al	1988	34	Cefotaxim 1 g / Cefotaxim 3 Dosen	i.m. / i.m.	26 / 29	0% / 0%	NS	nein

13

Entsprechend dieser Bakteriologie und der zusätzlich möglichen Kontamination durch Hautkeime sind die gängigen Cephalosporine und Breitspektrumpenicilline wirksam. Die adäquate Dosis für Mezlocillin beträgt wahrscheinlich auch hier 5 g.

In zwei Studien [5, 177] werden selektiv nur die Patienten antibiotisch abgedeckt, die „Risikofaktoren" für einen postoperativen Wundinfekt haben. In beiden Arbeiten haben die Patienten ohne Risikofaktoren und ohne antibiotische Abschirmung eine signifikant höhere Wundinfektionsrate als die Patienten mit Risikofaktoren und einer Single-Dose Antibiotikaprophylaxe. Analog zur Magenchirurgie erweisen sich Risikofaktoren in diesen prospektiven Studien als ungeeignet für die präoperative Selektion von Patienten zur Antibiotikaprophylaxe.

Es wird empfohlen in der Gallenwegschirurgie allen Patienten zur Prophylaxe präoperativ eine Einzeldosis eines 1.- oder 2.-Generation Cephalosporins oder eines Breitspektrumpenicillins zu geben.

Auch bei der extrakorporellen Stoßwellenlithotrypsie von Gallensteinen ist dieses Vorgehen sicherlich sinnvoll analog zur Lithotrypsie in der Urologie. Theoretisch ist bei dieser Indikation ein gallengängiges Cephalosporin von Vorteil. Bei ambulanter piezoelektischer Stoßwellenlithotrypsie ohne intravenösen Zugang sollte sich die perorale Gabe von Doxycyclin oder Bactrim eignen.

1.3 Appendektomie

Resultate

Es gibt zwölf kontrollierte (siehe Tabelle 5) und zwölf vergleichende Arbeiten (siehe Tabelle 6) auf diesem Gebiet, es erhalten insgesamt 2907 Patienten eine Single-Dose Antibiotikaprophylaxe. Zu Wundinfekten kommt es bei den Kontrollpatienten in 7–36% und bei den mit einem Antibiotikum prophylaktisch abgeschirmten Patienten in 0–46%.

Tabelle 5. Resultate von kontrollierten Studien bei Appendektomien

Autor	Publ. Jahr	Ref.	Antibiotikum und Dosierung		Appli-kation	n Patienten		Wundinfekte		Signifi-kanz	Perforationen eingeschlossen
						Ko	Ab	Ko	Ab		
Griffiths et al	1976	80	1.5 g +600 mg	Tobramycin Lincomycin	i.v. i.v.	14	14	29%	0%	n.g.	nein
Leigh et al	1976	144	600 mg	Lincomycin	i.m.*	100	100	17%	6%	$p < 0.025$	nein
Donovan et al	1979	53	600 mg 1 g	Clindamycin Cefazolin	i.m. i.m.	72 72	81 85	33% 33%	17% 35%	$p < 0.05$ NS	ja
Gottrup et al	1980	76	500 mg	Metronidazol	i.v.	173	165	7%	1%	n.g.	nein
Tanner et al	1980	225	1 g	Metronidazol	supp.	50	4	22%	2%	$p = 0.002$	ja
Kortelainen et al	1982	132	1 g	Metronidazol	supp.	137	123	11%	1%	$p < 0.005$	nein
Pääkkönen et al	1982	183	500 mg	Metronidazol	i.v.	63	58	8%	3%	NS	nein
Sole et al	1982	215	500 mg	Metronidazol	i.v.	55	58	22%	8%	$p < 0.02$	ja
Gledhill et al	1983	74	2 g	Cefamandol	i.v.	60	42	20%	24%	NS	ja
Sherlock et al	1984	21	600 mg +100 mg	Clindamycin Gentamycin	i.m. i.m.	36	40	36%	5%	$p = 0.001$	nur Perf.
Kling et al	1985	130	1 g	Metronidazol	i.v.	61	67	8%	0%	$p < 0.025$	nein
Ahmed et al	1987	2	500 mg	Metronidazol	i.v.	94	96	14%	15%	NS	nein

* postoperativ

15

Tabelle 6. Resultate von vergleichenden Studien bei Appendektomien

Autor	Publ. Jahr	Ref.	Antibiotikum und Dosierung	Appli-kation	n Pat.	Wund-infekte	Ab-szesse	Signifi-kanz	Perforationen eingeschlossen
Donovan et al	1979	53	Clindamycin 600 mg Cefazolin 1 g	i.m. i.m.	81 85	17% 35%	1	p < 0.05	ja
Brennan et al	1982	26	Metronidazol 1 g Metronidazol 5 Tage	supp. supp.	36 35	17% 20%	6 2	NS	nur Perf.
Sole et al	1982	215	Metronidazol 500 mg Cefoxitin 1 g	i.v. i.v.	52 55	13% 13%	0	NS	ja
Corder et al	1983	43	Metronidazol 500 mg Cefoxitin 1 g	i.v. i.v.	48 48	46% 42%	1 3	NS	nur Perf.
Galland et al	1983	65	Metronidazol 500 mg Metronidazol 500 mg + Povidon-Jod Spray	i.v. i.v. topisch	105 95	13% 14%	1 1	NS	ja
Lau et al	1983	138	Metronidazol 500 mg Cefotaxim 1 g Metronidazol 500 mg Cefotaxim +1 g	i.v. i.v. i.v. i.v.	83 81 78	23% 9% 9%	0	p < 0.05 NS	nein
Chant et al	1984	35	Metronidazol 1 g Ampicillin 0.5 g	i.v. topisch	38 33	5% 18%	0 1	NS	nein
McIntosh	1984	160	Metronidazol 500 mg Mezlocillin 5 g	i.v.* i.v.*	46 48	7% 2%	1 2	NS	nein

* intraoperativ

Tabelle 6. (Fortsetzung)

Autor	Publ. Jahr	Ref.	Antibiotikum und Dosierung		Appli- kation	n Pat.	Wund- infekte	Ab- szesse	Signifi- kanz	Perforationen eingeschlossen
Drumm et al	1985	54	Metronidazol	500 mg	i.v.	92	14%	0	NS	nein
			Augmentin	1.2 g	i.v.	87	8%			
Lau et al	1985	140	Cefotaxim	1 g	i.v.	212	3%	0	NS	nein
			Cefoperazon	1 g	i.v.	207	2%	0		
			Moxalactam	1 g	i.v.	215	3%	1		
Lau et al	1986	141	Cefoxitin	2 g	i.v.	103	4%	0	n.g.	nein
			Metronidazol	500 mg	i.v.	99	3%			
			Gentamycin	+ 2 mg/kg	i.v.					
Andáker et al	1987	6	Metronidazol	500 mg	i.v.	46	2%	keine	NS	nein
			Gentamycin	+ 160 mg	i.v.			Angaben		
			Metronidazol	500 mg	i.v.	50	0%			
			Fosfomycin	+ 4 g	i.v.					

Die kontrollierten Studien zeigen, daß in der überwiegenden Mehrheit die anaerob wirksamen Antibiotika die Wundinfektionsraten signifikant senken.

Die vergleichenden Arbeiten zeigen, daß ein gegen Anaerobier wirksames Mittel eingesetzt werden sollte, daß der Zusatz von einem aerob wirksamen Antibiotikum möglicherweise von Vorteil ist und daß die zusätzliche lokale Applikation von Desinfizienzien nicht notwendig ist. Die Daten sprechen weiterhin dafür, daß der postoperative Verlauf einer perforierten Appendicitis von einer Verlängerung der Prophylaxe bis auf fünf Tage nicht günstig beeinflußt wird [26].

Nebenwirkungen: keine

Diskussion

Bei den Appendektomien hat ein relativ großer Prozentsatz der Patienten Wundverhältnisse der Kategorie schmutzig. Da häufig gangränöse und zum Teil sogar ausschließlich perforierte Appendices (s. Tabellen 5 und 6) in die Studien aufgenommen werden, ergeben sich relativ hohe Infektionsraten.

Für postoperative Wundinfekte nach Appendektomien ist die aerob-anaerobe Mischflora verantwortlich, die intraoperativ aus dem Appendixbett und der Appendix isoliert werden kann [113, 139, 145]. Die Mehrheit der Arbeiten beschränkt sich bei der Antibiotikaprophylaxe mit gutem Erfolg auf den anaeroben Anteil des Erregerspektrums. Wird jedoch nur der aerobe Anteil abgedeckt, so sieht das Resultat schlecht aus. Die Kombination beider Wirkungsspektren führt bei Lau et al. [138] zu einem besseren Resultat als wenn ein rein anaerob wirksames Medikament verabreicht wird. Die Wundinfektionsraten für blande und akut entzündlich veränderte Appendices scheinen auf vergleichbarem Niveau zu liegen. Ein deutlicher Anstieg zeigt sich bei den fortgeschritteneren Entzündungsstadien [145]. Die adäquate Dosierung scheint für Metronidazol bei 1 g i.v. oder supp. zu liegen. Ein Wundinfekt nach Appendektomie verdoppelt die Hospitalisationszeit [78].

Bei allen Appendektomien sollte generell präoperativ eine Single-Dose Antibiotikaprophylaxe mit Metronidazol (1 g i.v.) oder Tinidazol durchgeführt werden. Eine Kombination mit einem einfachen Antibiotikum gegen aerobe Keime liegt im Ermessen des Chirurgen. Diese Prophylaxe kann, muß aber nicht beim Vorliegen einer Perforation im Sinne einer Therapie weitergeführt werden. Moderne Breitspektrumpenicilline oder -Cephalosporine sind als Prophylaxe auch wirksam, sollten jedoch dem therapeutischen Einsatz vorbehalten bleiben. Aus Kostenerwägungen kann die Prophylaxe auch mit einem Metronidazol-Suppositorium eine Stunde präoperativ erfolgen.

1.4 Colorektale Chirurgie

Resultate

Auf diesem Gebiet gibt es sechs kontrollierte (siehe Tabelle 7) und 23 vergleichende Studien (siehe Tabelle 8), wobei auch die Patienten zum Kontrollkollektiv gezählt werden, die eine orale antibiotische Darmvorbereitung erhalten ohne systemische Applikation. Abgesehen von einer Arbeit [239] erhalten alle Patienten präoperativ eine orthograde Darmspülung. Es werden 2226 Patienten mit einer Single-Dose Antibiotikaprophylaxe abgeschirmt. Die Wundinfektionsrate beträgt bei den Patienten der Kontrollgruppen circa 30% und bei denen der Antibiotikagruppen mit wirksamer Abschirmung circa 7–10%.

Die kontrollierten Arbeiten zeigen, daß eine orale antibiotische Darmvorbereitung nicht ausreichend ist. Sie zeigen, daß eine systemische Prophylaxe bei geeigneter Wahl des Antibiotikums respektive der Antibiotika in Einmaldosierung zu einem signifikanten Absinken der Wundinfektionsrate führt.

Die vergleichenden Arbeiten zeigen, daß in erster Linie ein anaerob wirksames Mittel zum Einsatz kommen sollte, daß dieses mit einem Aerobier Mittel kombiniert werden sollte wenn es sich nicht primär um ein Breitspektrumantibiotikum handelt, und daß eine Verlängerung der Prophylaxedauer auf drei perioperative Dosen bis zu fünf Tagen keine Verbesserung der Resultate mit sich bringt.

Nebenwirkungen: keine

Diskussion

Die hohen Infektionsraten in der colorektalen Chirurgie lassen sich mit einer präoperativen systemischen Single-Dose Antibiotikaprophylaxe signifikant senken. Entsprechend der zu erwartenden Mischflora eignet sich die Kombination eines Anaerobier- und eines Aerobier-Antibiotikums oder die Gabe eines Breitspektrumantibiotikums, das diese beiden Bereiche abdeckt.

Aus den vorliegenden Arbeiten geht hervor, daß Metronidazol mit 500 mg auf diesem Gebiet wahrscheinlich nicht genügend dosiert ist [11, 101, 143]. Hobbis et al. [101] empfehlen aufgrund einer pharmakokinetischen Studie für Metronidazol eine Dosierung von 1,5 g präoperativ in der colorektalen Chirurgie. Das schlechtere Abschneiden der mehrfachdosierten Prophylaxe bei Athanasiadis et al. [11] ist wahrscheinlich auf die präoperative und damit entscheidende niedrige Anfangsdosierung mit 500 mg Metronidazol zurückzuführen.

Der Nutzen einer peroralen antibiotischen Darmvorbereitung ist fraglich, die Angaben aus der Literatur sind widersprüchlich [14, 41]. In der Mehrheit der vorliegenden Single-Dose Studien wird bei guten Resultaten auf diese Vorbereitung verzichtet.

Auch auf diesem Gebiet wird der Versuch unternommen, Patienten mit erhöhtem Infektionsrisiko zu erfassen. Die Patienten mit erhöhter intraoperativer Kontamination erhalten in einer Arbeit von Törnqvist et al. [234] eine verlängerte Prophylaxe. Patienten mit erhöhter Kontamination haben in dieser Studie weniger Infekte, wenn an die Single-Dose Prophylaxe mit einem Tetracyclin eine mehrtägige Therapie mit Metronidazol kombiniert mit einem Cephalosporin angeschlossen wird (siehe Tabelle 8). Dazu ist zu bemerken, daß Metronidazol kom-

Tabelle 7. Resultate von kontrollierten Studien in der colorektalen Chirurgie

Autor	Publ. Jahr	Ref.	Antibiotikum und Dosierung		Appli-kation	n Patienten		Wundinfekte		Signifi-kanz	perorale Antibiotika präoperativ
						Ko	Ab	Ko	Ab		
Hughes et al	1970	105	Penicillin	10MioE	i.v.	44	50	25%	10%	p<0.05	nein
Brown et al	1982	29	Ticarcillin	6g	i.v.	19	34	37%	0%	n.g.	ja
Lazorthes et al	1982	143	Cefradin Metronidazol	2g +500mg	i.v. i.v.	30	30	17%	13%	NS	ja
			Cefradin Gentamycin	2g 2mg/kg	i.v. i.m.	30	30	17%	3%	n.g.	ja*
Portnoy et al	1983	191	Ticarcillin Cefazolin	6g 1g	i.v. i.v.	17 17	44 43	35% 35%	5% 7%	p<0.001 p<0.01	ja*
Hancke et al	1986	86	Mezlocillin Metronidazol	5g +500mg	i.v. i.v.	50	50	2%	6%	NS	ja*
Weaver et al	1986	239	Ceftriaxon Metronidazol	2g +1.5g	i.v. i.v.	29	31	41%	10%	S	ja*

* nur bei den Patienten der Kontrollgruppen

21

Tabelle 8. Resultate von vergleichenden Studien in der colorektalen Chirurgie

Autor	Publ. Jahr	Ref.	Antibiotikum und Dosierung		Appli-kation	n Pat.	Infekte	Signifi-kanz	einschl. Notfälle	perorale Antibiotika präoperativ
Higgins et al	1980	100	Cotrimoxazol Metronidazol Cotrimoxazol + Metronidazol	10 ml* +500 mg 5 Tage	i.v. i.v. i.v.+p.o.	29 31	7% 10%	NS	ja	nein
Brown et al	1982	29	Ticarcillin Cefalotin	6 g 3 Dosen	i.v. i.v.	29 19	0% 5%	NS	nein	ja
Giercksky et al	1982	72	Tinidazol Doxycyclin Tinidazol + Doxycyclin	1600 mg +400 mg 5 Tage	i.v. i.v. i.v. i.v.	118 116	8% 11%	n.g.	nein	nein
Lazorthes et al	1982	143	Cefradin Metronidazol Cefradin Gentamicin	2 g +500 mg 2 g +2 mg/kg	i.v. i.v. i.v. i.m.	30 30	17% 3%	n.g.	nein	ja
Anders et al	1983	8	Cefoxitin Latamoxef	4 g 4 g	i.v. i.v.	50 50	12% 10%	NS	nein	nein
Ausobsky et al	1983	12	Cefaloridin Latamoxef	1 g 1 g	i.v. i.v.	16 14	56% 14%	S	ja	ja

Infekte: Wundinfekte, Abszesse, Fistelbildung, Anastomoseninsuffizienz, Peritonitis
* 160 mg Trimethoprim + 800 mg Sulphamethoxazol

Tabelle 8. (Fortsetzung 1)

Autor	Publ. Jahr	Ref.	Antibiotikum und	Dosierung	Appli-kation	n Pat.	Infekte	Signifi-kanz	einschl. Notfälle	perorale Antibiotika präoperativ
Borisch et al	1983	24	Mezlocillin Mezlocillin	5 g 4 Tage	i.v. i.v.	15 16	0% 6%	NS	nein	ja
Mitchell et al	1983	168	Metronidazol Metronidazol Cefuroxim	500 mg 500 mg + 1.5 g	i.v. i.v. i.v.	34 36	12% 14%	NS	nein	nein
Portnoy et al	1983	191	Cefazolin Ticarcillin	1 g 6 g	i.v. i.v.	43 44	7% 5%	NS	nein	ja
Vestweber et al	1983	236	Mezlocillin Mezlocillin	5 g 5 Tage	i.v. i.v.	15 16	7% 6%	NS	nein	ja
Fabian et al	1984	58	Cefonicid Cefoxitin	1 g 1 Tag	i.v./i.m. i.v./i.m.	30 27	7% 11%	NS	nein	ja
Lohr et al	1984	151	Cefotaxim Cefotaxim	3 g 1 Tag	i.v. i.v.	30 30	17% 13%	NS	nein	nein
Mittermayer et al	1984	169	Cefuroxim Metronidazol Metronidazol	1.5 g + 500 mg 500 mg	i.v. i.v. i.v.	27 33	11% 21%	NS	nein	nein

Tabelle 8. (Fortsetzung 2)

Autor	Publ. Jahr	Ref.	Antibiotikum und Dosierung	Appli-kation	n Pat.	Infekte	Signifi-kanz	einschl. Notfälle	perorale Antibiotika präoperativ
Roland et al	1984	197	Metronidazol 1500 mg	i.v.	30	7%			
			Metronidazol 1500 mg +6g Ampicillin	i.v. i.v.	34	3%	n.g.	nein	nein
			Metronidazol 1500 mg	i.v.	35	17%			
			Metronidazol 1500 mg +400 mg Doxycyclin	i.v. i.v.	37	3%			
Athanasiadis et al	1985	11	Tinidazol 1600 mg	i.v.	50	4%	S	nein	nein
			Metronidazol 3 Tage	i.v.	50	20%			
Norwegian Study Group	1985	180	Tinidazol 1600 mg	i.v.	135	20%	S	nein	nein
			Tinidazol 1600 mg +400 mg Doxycyclin	i.v. i.v.	132	4%			
Mendel et al	1986	161	Mezlocillin 5g +500 mg Metronidazol 3 Tage	i.v. i.v.	54	4%			
			Mezlocillin +Metronidazol	i.v. i.v.	46	2%	NS		
			Latamoxef 2g	i.v.	63	3%	NS		
			Mezlocillin 3 Tage +Metronidazol	i.v. i.v.	57	7%		nein	nein
			Ceftizoxim 2g	i.v.	47	6%	NS		
			Mezlocillin 5g	i.v.	53	6%			
			Cefotaxim 2g	i.v.	52	8%	NS		
			Mezlocillin 5g	i.v.	48	6%			

Tabelle 8. (Fortsetzung 3)

Autor	Publ. Jahr	Ref.	Antibiotikum und Dosierung	Appli- kation	n Pat.	Infekte	Signifi- kanz	einschl. Notfälle	perorale Antibiotika präoperativ
Silverman et al	1986	213	Metronidazol 1.5 g + Gentamicin 120 mg	i.v. i.v.	27	48%			
			Metronidazol 1.5 g + Ceftriaxon 2 g	i.v. i.v.	25	20%	n.g.		
			Metronidazol 1.5 g + Mezlocillin 5 g	i.v. i.v.	22	73%		nein	nein
			Metronidazol 1.5 g * + Gentamicin 120 mg	i.v.* i.v.	28	32%	p < 0.05	nein	
			Metronidazol 1.5 g * + Ceftriaxon 2 g	i.v.* i.v.	30	17%	n.g.		
			Metronidazol 1.5 g * + Mezlocillin 5 g	i.v.* i.v.	27	26%			
Jagelman et al	1987	111	Piperacillin 4 g Cefoxitin 3 Dosen	i.v. i.v.	43 43	9% 12%	NS	nein	nein
Juul et al	1987	119	Metronidazol 1.5 g + Ampicillin 3 g Metronidazol 3 Tage + Ampicillin	i.v. i.v. i.v. i.v.	149 145	12% 12%	NS	nein	nein

* mit Tetracyclinlavage

25

Tabelle 8. (Fortsetzung 4)

Autor	Publ. Jahr	Ref.	Antibiotikum und Dosierung	Appli-kation	n Pat.	Infekte	Signifi-kanz	einschl. Notfälle	perorale Antibiotika präoperativ
Stubbs et al	1987	222	Mezlocillin 5 g Cefuroxim 3 Dosen +Metronidazol	i.v. i.v. i.v.	541 56	1% 16%	NS	nein	nein
Törnqvist et al	1987	234	Doxycyclin 600 mg Doxycyclin 600 mg Doxycyclin 600 mg + 3–5 Tage Cefuroxim +Metronidazol	i.v. i.v. i.v. i.v. i.v.	182* 40** 45**	10% 17% 4%	n.d.	nein	nein
Hobbiss et al	1988	101	Metronidazol 500 mg Metronidazol 1500 mg	i.v. i.v.	10 10	10% 10%	NS	nein	nein

*: gegen Ende der Operation <10^5 Erregerkolonien/100 ml Spülflüssigkeit
**: gegen Ende der Operation >10^5 Erregerkolonien/100 ml Spülflüssigkeit

biniert mit einem Cephalosporin eigentlich die Prophylaxe der Wahl wäre und daß diese Prophylaxe in Einmaldosierung mit einer verlängerten Prophylaxedauer ohne Wechsel der Antibiotika verglichen werden müßte.

Die Prophylaxe bei Darmresektionen wegen Morbus Crohn kann im Sinne einer Therapie weitergeführt werden. Dieses Procedere legt eine Arbeit von Ambrose et al. [5] nahe, in der eine signifikant höhere Inzidenz von extraluminalen pathogenen Keimen auf der Serosa und in den mesenterialen Lymphknoten bei Morbus Crohn nachgewiesen wird.

In der colorektalen Chirurgie sollte präoperativ intravenös eine Single-Dose Prophylaxe mit Metronidazol (Dosierung 1,5 g) oder Tinidazol in Kombination mit einem einfachen Cephalosporin, einem Tetracyclin oder Cotrimoxazol durchgeführt werden. Als Alternative kann ein Breitspektrum-Cephalosporin der dritten Generation oder ein Breitspektrum-Penicillin eingesetzt werden.

Bei Eingriffen von langer Dauer wie z. B. Colektomie mit Ileum-Pouch-Anastomose kann intraoperativ nach zwei bis drei Stunden eine zweite Dosis des Cephalosporins wegen der kürzeren Halbwertszeit gegeben werden.

Bei Resektionen wegen Morbus Crohn kann die Prophylaxe im Sinne einer Therapie weitergeführt werden.

2 Thoraxchirurgie

2.1 Herzchirurgie

Resultate

Es gibt bislang drei vergleichende Studien (siehe Tabelle 9) in denen 350 Patienten mit einer Single-Dose Antibiotikaprophylaxe abgeschirmt werden. Die Wundinfektionsraten liegen zwischen 0 und 14%.

Diese vergleichenden Arbeiten zeigen, daß eine Verlängerung der Prophylaxedauer auf einen bis zu zwei Tagen postoperativ keinen Vorteil bietet. 1.-, 2.-, und 3.-Generation Cephalosporine liefern auch hier vergleichbare Resultate.

Nebenwirkungen: einmal kommt es im Zusammenhang mit Ceftriaxon als Single-Dose Prophylaxe zu einer Clostridium difficile Diarrhoe [71].

Diskussion

Der aortocoronare Bypaß mit venösem Interponat [17] hat ein deutlich höheres Infektionsrisiko als die übrigen Eingriffe am offenen Herzen. Die Mehrzahl der Wundinfekte findet sich jedoch bei den venösen Entnahmestellen. Die vorherrschenden Keime in der offenen Herzchirurgie sind Staphylokokken und Enterokokken [60, 240]. Bei der Implantation eines Pacemakers überwiegen Staphylokokkus aureus- und Staphylokokkus epidermidis-Infektionen [23]. Das Erregerspektrum in der

Tabelle 9. Resultate von vergleichenden Studien in der offenen Herzchirurgie

Autor	Publ. Jahr	Ref.	Antibiotikum und Dosierung	Applikation	n Pat.	Wund-infekte	Signifi-kanz
Bryan et al	1983	30	Cefamandol 2 g Cefazolin 2 g	i.v. i.v.	16 16	0% 0%	NS
Beam et al	1984	17	Ceftriaxon 1 g Cefazolin 2 Tage	i.v. i.v.	49 45	14% 13%	NS
Geroulanos et al	1987	71	Ceftriaxon 2 g Cefazolin 1 Tag	i.v. i.v.	269 272	2% 0%	NS

Herzchirurgie entspricht den Kontaminationskeimen, die bei primär aseptischen Eingriffen zu erwarten sind. Cephalosporine sind somit die Prophylaxe der Wahl.

In einer prospektiven pharmakokinetischen Studie bei pulmonalen Eingriffen zeigen Buchmann et al. [31], daß hoher intraoperativer Blutverlust und Volumenersatz nicht mit einem Absinken des bakteriziden Serumspiegels von Cefamandol korreliert. Der Abfall des Serumspiegels korreliert jedoch gut mit der Zeit. Die Autoren empfehlen deshalb eine zweite Dosis, wenn die Operationsdauer drei Stunden überschreitet. Die Serumhalbwertszeit der Cephalosporine in den Studien in Tabelle 9 liegt zwischen ein und acht Stunden. Sie scheint keinen Einfluß auf die Infektionsrate zu haben.

In der Herzchirurgie wird empfohlen bei allen Patienten eine Single-Dose Antibiotikaprophylaxe mit einem 1.- oder 2.-Generation Cephalosporin durchzuführen. Bei einer Operationsdauer über drei Stunden kann intraoperativ eine zweite Dosis gegeben werden. Diese erübrigt sich beim Einsatz von Cephalosporinen der 3. Generation mit besonders langer Serumhalbwertszeit.

2.2 Lungenchirurgie

Resultate und Diskussion

Außer der erwähnten pharmakokinetischen Studie [31], bei der es bei 20 konsekutiven Patienten mit präoperativ 2 g Cefamandol i.v. zu keinem postoperativen Infekt gekommen ist, findet sich bisher keine Single-Dose Studie. Die Wunden in diesem Gebiet gehören mehrheitlich der sauber kontaminierten und zum Teil auch der kontaminierten Kategorie an. Prospektive Arbeiten zeigen, daß die Infektionsrate in diesem Gebiet ohne antibiotische Abschirmung bei 6–15% liegt [46, 136].

Auch die Patienten in der Lungenchirurgie sollten deshalb antibiotisch abgeschirmt werden. Die häufigsten Keime bei einem postoperativ auftretenden Wundinfekt, einem Empyem oder einer Pneumonie sind Staphylokokken, Streptokokken und Hämophilus influenzae [136].

Analog zu den zahlreichen Arbeiten mit erfolgreicher Single-Dose Prophylaxe bei anderen Eingriffen ist es sicherlich auch hier gerechtfertigt, präoperativ eine Einzeldosis zu verabreichen. Die Arbeiten, die das für ein 1.- oder 2.-Generation Cephalosporin oder für ein Breitspektrumpenicillin untersuchen, sind aber noch ausstehend.

3 Traumatologie

3.1 Penetrierende Traumen

Resultate und Diskussion

Es existiert bisher keine Arbeit mit einer Single-Dose Prophylaxe. Für penetrierende Abdominaltraumen zeigt jedoch eine prospektive randomisierte Studie mit 360 Patienten, daß eine perioperative Prophylaxe mit einem 3.-Generation Cephalosporin gleich gute Resultate erzielt, wie eine ein- oder zweitägige Prophylaxe [57]. Das Keimspektrum von intraoperativen Abstrichen umfaßt in dieser Arbeit Gram positive Kokken, in erster Linie Staphylokokkus epidermidis und Gram negative Stäbchen, in erster Linie E. coli sowie anaerobe Keime.

3.2 Geschlossene Frakturen

Resultate

In einer vergleichenden Arbeit (siehe Tabelle 10) erhalten 382 Patienten mit geschlossenen Frakturen eine Single-Dose Prophylaxe. Für offene Frakturen existiert noch keine Single-Dose Studie, die alle gestellten Anforderungen erfüllt.

Diese vergleichende Arbeit zeigt, daß eine Verlängerung der Prophylaxedauer auf 24 Stunden ein signifikant besseres Resultat erzielt als die Single-Dose Prophylaxe.

Nebenwirkungen: keine

Tabelle 10. Resultate von vergleichenden Studien bei geschlossenen Frakturen

Autor	Publ. Jahr	Ref.	Antibiotikum und Dosierung	Appli- kation	n Pat.	Wundinfekte	Signifikanz	Operation
Gatell et al	1987	68	Cefamandol 2 g 1 Tag	i.v.	76	7%	p = 0.03	Moore Endoprothese
			Cefamandol 2 g 1 Tag	i.v.	74	0%		
			Cefamandol	i.v.	306	5%	p = 0.006	Osteosynthese
			Cefamandol	i.v.	261	1%		

Diskussion

Das Wundinfektionsrisiko bei diesen primär aseptischen Eingriffen mit Implantation von Fremdkörpern liegt in prospektiven Arbeiten ohne Einsatz von Antibiotika bei 7–10% [28, 46, 214]. Auch die Metallentfernung hat mit circa 12% ein beträchtliches Infektionsrisiko [28]. Die häufigsten Keime bei einem Wundinfekt sind in der vorliegenden Arbeit Staphylokokken, Streptokokken und E. coli.

Der erwähnte Vorteil der 24-stündigen Prophylaxe gegenüber der Single-Dose Prophylaxe in dieser Arbeit ist bei Durchsicht der Literatur der einzige Fall, in dem eine Single-Dose Prophylaxe gegenüber einer verlängerten Prophylaxe signifikant schlechter abschneidet. Es ist bemerkenswert, daß bei der Patientengruppe mit verlängerter Prophylaxe die zweite Dosis zwei Stunden nach Operationsbeginn gegeben wird. Dies entspricht der Empfehlung für länger dauernde Eingriffe zur Bewahrung eines bakteriziden Serumspiegels intraoperativ [31, 206].

Zwei wichtige Aspekte unterscheiden die Osteosynthese von anderen Operationen: das Gewebe ist präoperativ bereits traumatisiert und damit schlecht oxygeniert und der Eingriff wird in Blutsperre durchgeführt. Verschiedene Autoren empfehlen deshalb einen minimalen Sicherheitsabstand nach Gabe des Antibiotikums bis zum Anlegen der Blutsperre von fünf bis mindestens zehn Minuten, zum Teil sogar bis 30 Minuten [13, 116, 206]. Es geht aus der vorliegenden Arbeit nicht hervor, zu welchem Zeitpunkt die Blutsperre angelegt wurde. Dieser eine Aspekt fällt bei der Hüftendoprothese weg. Bei ähnlicher Problematik zeigen zwei orthopädische Studien (siehe Tabelle 13] im direkten Vergleich keine Differenz bei verlängerter oder Single-Dose Prophylaxe. Auch für andere Eingriffe mit langer Operationsdauer findet sich in der vorliegenden Literatur kein signifikanter Unterschied zwischen Einmaldosis- und verlängerter Prophylaxe. In zwei Arbeiten [11, 85] schneidet die Single-Dose Prophylaxe sogar signifikant besser ab als eine verlängerte Prophylaxedauer. Möglicherweise ist der entscheidende Faktor in diesem Zusammenhang das traumatisierte Gewebe im Operationsgebiet.

Aufgrund dieser Überlegungen ist wahrscheinlich folgendes Procedere bei der Osteosynthese geschlossener Frakturen gerechtfertigt:

Intravenöse Applikation eines einfachen Cephalosporins präoperativ mindestens zehn Minuten vor Anlegen der Blutsperre und Applikation einer zweiten Dosis intraoperativ, zwei Stunden nach Operationsbeginn.

3.3 Verbrennungen

Resultate und Diskussion

Es gibt keine Single-Dose Studie auf diesem Gebiet. In Übersichtsarbeiten wird wegen mangelnder harter Daten von einer generellen Antibiotikaprophylaxe abgeraten [49, 203]. Dacso et al. [49] stellen jedoch fest, daß ein kuzzeitiger gezielter prophylaktischer Einsatz in drei Situationen üblich ist: beim Débridement, beim Skin Grafting und in der unmittelbaren posttraumatischen Periode bei Kindern. Sie empfehlen in diesen Situationen ein 1.-Generation Cephalosporin. Antibiotika penetrieren offenbar auch in die drittgradig verbrannte Wunde in hoher bioaktiver Konzentration bei üblicher intravenöser Dosierung [190].

3.4 Ambulante Traumatologie

Resultate

In drei kontrollierten (siehe Tabelle 11) und einer vergleichenden Studie (siehe Tabelle 12) werden 212 Patienten prophylaktisch mit einer Einzeldosis abgeschirmt. Die Infektionsraten betragen bei den Kontrollen 1–28% und bei den behandelten Patienten 0–21%.

Die kontrollierten Arbeiten zeigen keinen Vorteil für die Antibiotikaprophylaxe.

Tabelle 11. Resultate von kontrollierten Studien in der ambulanten Traumatologie (Handverletzungen und RQW)

Autor	Publ. Jahr	Ref.	Antibiotikum und Dosierung		Applikation	n Patienten		Wundinfekte		schlechte Heilung		Signifikanz
						Ko	Ab	Ko	Ab	Ko	Ab	
Wood	1971	243	Penicillin	1,25 Mio E	i.m.	205	60	28%	8%	40%	34%	p < 0.01
Day	1975	51	Penicillin	1,25 Mio E	i.m.	56	56	7%	21%	keine Angaben		S
Grossman et al	1981	82	Cefazolin	1 g	i.m.	91	96	1%	0%	keine Angaben		NS

Tabelle 12. Resultate von vergleichenden Studien in der ambulanten Traumatologie (Handverletzungen und RQW)

Autor	Publ. Jahr	Ref.	Antibiotikum und Dosierung	Applikation	n Pat.	Wundinfekte	Signifikanz
Grossman et al	1981	82	Cefazolin 1 g	i.m.	96	0%	NS
			Cefalexin 6 Tage	p.o.	78	2%	

Die vergleichende Arbeit zeigt, daß auch die Verlängerung der Prophylaxe von einer Einzeldosis bis auf sechs Tagen zu keinem Unterschied bei den Resultaten führt.

Nebenwirkungen: keine

Diskussion

Auch bei strenger Definition eines Wundinfektes sind die Infektionsraten in diesem Gebiet in prospektiven Arbeiten relativ hoch. Es handelt sich um Wunden der Kategorie schmutzig. Wahrscheinlich ist der Beginn einer Prophylaxe häufig nicht innerhalb der ersten drei Stunden und damit nicht während dem entscheidenden Zeitraum nach Burke [33] möglich.

Die zitierten Arbeiten betreffen ausschließlich Wunden, die sich für einen primären Verschluß geeignet haben.

In der ambulanten Traumatologie ist es aufgrund der vorliegenden Daten nicht gerechtfertigt, eine Single-Dose Antibiotikaprophylaxe durchzuführen.

4 Orthopädie

Resultate

Es liegen zwei vergleichende Arbeiten mit einer Single-Dose Prophylaxe bei 133 Patienten vor (siehe Tabelle 13). Die Wundinfektionsrate liegt bei 0–7%.

Diese zwei vergleichenden Studien zeigen, daß einfache Cephalosporine bei dieser Indikation in Einmaldosierung gerechtfertigt sind. Die Verlängerung der Prophylaxedauer auf drei perioperative Dosen oder bis auf zwei Tage ist nicht von Vorteil.

Nebenwirkungen: keine.

Diskussion

Die unterschiedliche Infektionsrate der Autoren erklärt sich zum Teil durch verschiedene Definitionen. Heydemann und Nelson [99] zählen nur die tiefen Wundinfekte. Über die Infektionsrate bei orthopädischen Eingriffen mit Implantation von Fremdmaterial ohne Antibiotikaprophylaxe gibt es fast keine Zahlen. Sie liegt wahrscheinlich zwischen 4,2% und 8,8% [28, 46]. Obwohl es sich hier um primär aseptische Eingriffe handelt, ist mit einer erhöhten Infektionsrate zu rechnen, da es sich meist um länger dauernde Eingriffe handelt und häufig um Eingriffe in Blutsperre. Einerseits verdoppelt jede Stunde Operationszeit die Infektionsrate eines aseptischen Eingriffs [48], andererseits ist zur Infektprophylaxe eine genügende Oxygenierung wichtig [131].

Tabelle 13. Resultate von vergleichenden Studien in der Orthopädie

Autor	Publ. Jahr	Ref.	Antibiotikum und Dosierung		Applikation	n Pat.	Wund- infekte	Signifi- kanz	Operation
Baumgartner	1983	16	Ceftriaxon	2 g	i.v.	30	7%	NS	Kniechirurgie
			Cefuroxim	3 Dosen	i.v.	30	3%		
Heydemann und Nelson	1986	99	Nafcillin oder Cefazolin	1 g 1 g	parenteral parenteral	103	0%	NS	Hüft- und Kniegelenks- ersatz
			Nafcillin oder Cefazolin	2 Tage 2 Tage	parenteral parenteral	108	0%		

Das Erregerspektrum betrifft vor allem Staphylokokkus aureus, Staphylokokkus epidermidis, coliforme Keime und Anaerobier [206]. Die Cephalosporine und Breitspektrumpenicilline sind bei diesem Spektrum Mittel der Wahl. Die Prophylaxe kann mit einem anaerob wirksamen Antibiotikum ergänzt werden [206].

Bei Eingriffen in Blutsperre sollte das Antibiotikum minimal 5 bis mindestens 10 Minuten vor Anlegen der Blutsperre intravenös verabreicht worden sein [13, 116]. Sanderson [206] empfiehlt sogar eine Frist von 30 Minuten.

Es empfiehlt sich bei allen Patienten der Orthopädie mit Fremdkörperimplantation oder Operation in Blutsperre eine Single-Dose Antibiotikaprophylaxe mit einem einfachen Cephalosporin oder Breitspektrumpenicillin durchzuführen. Die volle Dosis des Antibiotikums sollte präoperativ mindestens 10 Minuten vor Anlegen der Blutsperre intravenös appliziert worden sein. Es liegt im Ermessen des Chirurgen, bei Verwendung eines einfachen Cephalosporins diese Prophylaxe mit Metronidazol zu ergänzen.

5 Neurochirurgie

Resultate

Es liegen zwei kontrollierte Studien vor, bei denen 263 Patienten eine Single-Dose Antibiotikaprophylaxe erhalten (siehe Tabelle 14). Die Infektionsrate beträgt für die Kontrollkollektive 3,5–18% und für die mit einer Single-Dose abgeschirmten Patienten 0,5–1,7%.

Beide Studien sprechen dafür, daß sich auch in der Neurochirurgie das Infektionsrisiko durch eine Single-Dose Prophylaxe signifikant senken läßt.

Nebenwirkungen: vier Exantheme werden auf Vancomycin als Single-Dose zurückgeführt [70].

Diskussion

Die hohe Infektionsrate bei Savitz und Malis [208] erklärt sich durch das Auftreten einer Staphylokokken-Epidemie, die sich praktisch nur bei den Kontrollen ausgewirkt hat. Eine prospektive Studie zur Ermittlung des Infektionsrisikos ohne Einsatz von Antibiotika [230] ergibt eine breite Streuung abhängig von der Art des Eingriffs. Die Inzidenz von tiefen und damit klinisch relevanten Wundinfekten beträt zwischen 1% bei spinalen Eingriffen und 11% bei Reoperationen wegen Glioblastom [230]. Das prospektiv ermittelte Infektionsrisiko bei Implantation von Fremdmaterial ohne Antibiotikaprophylaxe beträgt 5–8% [32,237]. Die Erreger der Wundinfekte sind in erster Linie Hautkeime: Staphylokokken und Streptokokken [32, 52, 208, 245].

Tabelle 14. Resultate von kontrollierten Studien in der Neurochirurgie

Autor	Publ. Jahr	Ref.	Antibiotikum und Dosierung		Applikation	n Patienten		Infektion		Signifikanz	Implantation von Fremdmaterial
						Ko	Ab	Ko	Ab		
Savitz und Malis	1976	208	Clindamycin	300 mg	i.v.	50	60	18%	1.7%	n.g.	nein
Geraghty und Feely	1984	70	Gentamycin Vancomycin Streptomycin	80 mg + 1 g +	i.m. i.v. topisch	199	203	3.5%	0.5%	p < 0.05	nein

Infektion: Wundinfekt, bakterielle Meningitis, Meningismus

Bei diesen Erregern eignet sich ein 1.- oder 2.-Generation Cephalosporin zur Prophylaxe. Savitz und Katz [209] betreiben seit zehn Jahren eine präoperative intravenöse Single-Dose Prohpylaxe mit einem einfachen Cephalosporin bei Operationen der Kategorie sauber und sauber kontaminiert (Eröffnung der paranasalen Sinus oder des Mastoids).

Eine alternative Applikationsform wird in einer retrospektiven Arbeit bei Shuntsystemen besprochen [245]: die intraoperative intraventrikuläre Applikation von Vancomycin durch den Shunt ist in dieser Arbeit ohne Erfolg.

In der Neurochirurgie sollten alle Patienten mit Reoperationen, Kraniotomieen und Implantation von Fremdmaterial präoperativ eine intravenöse Single-Dose Antibiotikaprophylaxe mit einem 1.- oder 2.-Generation Cephalosporin erhaten. Bei einer Operationsdauer von mehr als zwei bis drei Stunden kann analog zur Thoraxchirurgie oder langandauernden Abdominaleingriffen intraoperativ zwei Stunden nach Operationsbeginn eine zweite Dosis appliziert werden.

6 Gefäßchirurgie

Resultate

In der Studie von Geroulanos et al. [71] zur Herzchirurgie (siehe Tabelle 9) sind 88 Patienten enthalten, die einen aortofemoralen oder anderen Bypass erhalten. Davon werden 39 Patienten präoperativ mit einer Single-Dose Prophylaxe mit 1 g Ceftriaxon i.v. abgeschirmt. Die Wundinfekte für die gefäßchirurgischen Eingriffe werden nicht separat aufgeschlüsselt.

Für die venöse Gefäßchirurgie gibt es keine Daten über eine systemische Single-Dose Prophylaxe.

Diskussion

Prospektive Arbeiten ohne Einsatz von Antibiotika und unbehandelte Kontrollgruppen in prospektiven Arbeiten zeigen, daß das Infektionsrisiko in der arteriellen Gefäßchirurgie bei 3-8% liegt [28, 46, 120]. Das Erregerspektrum betrifft in erster Linie Staphylokokkus aureus, Staphylokokkus epidermidis und E. coli [84,120,221]. Eine Besonderheit bildet das Bauchaortenaneurysma: in 20% der operierten Fälle findet sich Bakterienwachstum beim Kultivieren von Anteilen der Arterienwand oder des aufsitzenden Materials [106]. Am häufigsten wird in dieser Arbeit Staphylokokkus epidermidis isoliert. Dieser Eingriff kann also nicht a priori als aseptisch bezeichnet werden.

In der arteriellen Gefäßchirurgie sollten alle Patienten mit einer Antibiotikaprophylaxe abgeschirmt werden. Es empfiehlt sich

analog zu anderen Eingriffen der Wundkategorie sauber mit vita-
ler Gefährdung präoperativ intravenös ein 1.- oder 2.-Genera-
tion Cephalosporin zu applizieren. Bei einer Operationsdauer
über drei Stunden sollte wahrscheinlich auch hier zwei Stunden
nach Schnitt intraoperativ eine zweite Dosis verabreicht werden.

Für die venöse Gefäßchirurgie beträgt das Infektionsrisiko in prospektiven Arbeiten ohne Antibiotikaeinsatz 0,5–14% [28, 46,152].

Eine Antibiotikaprophylaxe analog zur arteriellen Gefäßchirur-
gie ist bei diesen primär aseptischen Eingriffen ohne Implanta-
tion von Fremdmaterial und ohne gravierende Infektfolgen nicht
indiziert.

7 Plastische Chirurgie und Mammachirurgie

Resultate und Diskussion

Es gibt auf diesem Gebiet bisher keine Single-Dose Studie. Die Infektionsrate für Mastektomien beträgt in prospektiven Arbeiten ohne Einsatz von Antibiotika 4–8% [18,47], die Rate für Mammareduktionsplastiken beträgt 3% und für Augmentionsplastiken 1% [47]. Die häufigsten Erreger bei einem Infekt sind Staphylokokkus aureus, Staphylokokkus epidermidis und Streptokokken [18].

Ransjö et al. [195] finden in über 90% von intraoperativ gewonnenen Kulturen bei Reduktionsplastiken eine bakterielle Besiedlung der gesunden nicht laktierenden Brustdrüse mit Staphylokokkus epidermidis und anaeroben Keimen. Mammachirurgie, die den Drüsenkörper mitbetrifft fällt somit in die Wundkategorie sauber kontaminiert und müßte von einer Antibiotikaprophylaxe profitieren. Die Mastektomie ist bei dieser Überlegung keine Indikation für eine Prophylaxe, da der Drüsenkörper in situ mit der Brust entfernt wird.

Es scheint gerechtfertigt auch in der plastischen Mammachirurgie und bei drüsennahen Lumpektomien eine präoperative Antibiotikaprophylaxe mit einer Einzeldosis eines 1.- oder 2.-Generation Cephalosporins durchzuführen. Die Mastektomie ist keine Indikation.

8 Transplantationschirurgie

Resultate

In einer kontrollierten Arbeit betreffend Nierentransplantationen (siehe Tabelle 15) erhalten 11 Patienten eine Single-Dose Prophylaxe.

Diese kontrollierte Studie spricht trotz der geringen Anzahl von untersuchten Patienten für eine Antibiotikaprophylaxe mit einer Dosis.

Nebenwirkungen: keine

Zur Transplantation anderer Organe liegen keine Single-Dose Zahlen vor.

Diskussion

Das Wundinfektionsrisiko bei Nierentransplantationen variiert in den wenigen prospektiven Arbeiten mit Patientenkollektiven ohne Antibiotikaprophylaxe von 26–42% [39, 232, 235]. Es handelt sich jedoch nur um kleine Kollektive mit insgesamt 41 Patienten. Wegen der Immunsuppression, Begleitkrankheiten wie Diabetes mellitus, der Operationsdauer und da es sich um die Wundkategorie sauber kontaminiert handelt ist mit einem relativ hohen Infektionsrisiko zu rechnen. Außerdem gibt es zusätzliche Infektionsmöglichkeiten, die bei anderen Eingriffen wegfallen: Reaktivierung einer okkulten Infektion der nativen Nieren sowie eine denkbare Kontamination des Transplantates

Tabelle 15. Resultate von kontrollierten Studien bei Nierentransplantationen

Autor	Publ. Jahr	Ref.	Antibiotikum und Dosierung		Applikation	n Patienten		Infekte		Signifikanz
						Ko	Ab	Ko	Ab	
Tilney et al	1978	232	2 g + 2 g + 1.5 mg/kg	Ampicillin Oxacillin Gentamicin	i.v. i.v. i.v.	15	11	26%	0%	n.g.

vor Implantation und zum Zeitpunkt der Operation [104]. Die wichtigsten Erreger sind: Staphylokokkus aureus, Staphylokokkus epidermidis, E. coli, coliforme Keime inklusive Pseudomonas aeruginosa und Anaerobier [39, 104, 233, 235].

Die Wundinfektionsprophylaxe ist nur eine der perioperativen Infektprophylaxen, die bei Organtransplantationen empfohlen werden [163]. Migliori und Simmons [163] führen selber routinemäßig eine Single-Dose Prophylaxe mit 2 g Cefamandol intravenös durch.

Zur Prophylaxe bei Nierentransplantationen eignet sich ein 1.- oder 2.-Generation Cephalosporin. Bei langer Operationsdauer ist es möglicherweise von Vorteil, zwei Stunden nach Operationsbeginn intraoperativ eine zweite Dosis zu applizieren.

9 Ophthalmologie

Resultate

Es existiert eine vergleichende Studie (siehe Tabelle 16) in der 30 Patienten mit einer Single-Dose Prophylaxe abgeschirmt werden.

Die vorliegende Untersuchung wurde durchgeführt, um die geeignetste Applikationsform zu ermitteln. Es scheint, daß die subkonjunktivale Applikation der intramuskulären überlegen ist in Bezug auf die damit erzielte intravitreale Konzentration.

Nebenwirkungen: keine

Diskussion

Über die Infektionsrate nach ophthalmologischen Eingriffen ohne Antibiotikaeinsatz gibt es nur relativ alte Zahlen. In einer Übersichtsarbeit wird ein Infektionsrisiko von circa 1,3% errechnet [216]. Diesem Risiko setzt der gleiche Autor das von 0,3% in Studien jüngeren Datums mit Antibiotikaprophylaxe gegenüber. Die häufigsten Keime sind: Staphylokokkus aureus, Staphylokokkus epidermidis und Gram negative Erreger [193,216].

Analog zu den Erfahrungen mit primär aseptischen Eingriffen anderer Gebiete bei vergleichbarem Erregerspektrum sollten auch hier die einfachen Cephalosporine gute Resultate erzielen, entsprechende Studien stehen aber noch aus.

Zur Antibiotikaprophylaxe in der elektiven Ophthalmologie wird die präoperative subconjunktivale Applikation einer Einzeldosis eines einfachen Cephalosporins empfohlen.

Tabelle 16. Resultate von vergleichenden Studien in der Ophthalmologie

Autor	Publ. Jahr	Ref.	Antibiotikum und Dosierung		Applikation	n Pat.	Infekte	Signifikanz	Operation
Rubinstein et al	1987	202	Cefotaxim	1 g	i.m.	5	0%	NS	elektive Glaskörperchirurgie
			Cefotaxim	100 mg	subconjunctival	25	0%		

10 Otorhinolaryngologie

Resultate und Diskussion

Es gibt bisher noch keine Single-Dose Studie. Es gibt jedoch prospektive randomisierte Studien für die perioperative Kurzzeitprophylaxe bei Carcinompatienten [19, 118]. In der Otorhinolaryngologie handelt es sich meist um Eingriffe der Kategorie sauber kontaminiert. Die Wundinfektionsrate ist bei großen onkologischen Eingriffen am höchsten. Hier liegt das Infektionsrisiko für prospektive Patientenkollektive ohne antibiotische Abschirmung bei 78–87% [19, 118]. Ein Drittel der Patienten wurde in der Studie von Becker et al. [19] nachbestrahlt. Die übrigen Eingriffe haben ein viel geringeres Infektionsrisiko von circa 2–5% [117].

Das Erregerspektrum bei Wundinfekten umfaßt Staphylokokkus aureus, coliforme Keime, hämolytische Streptokokken und Anaerobier [15, 20, 194].

Johnson [117] empfiehlt die antibiotische Prophylaxe bei onkologischen Eingriffen, bei Implantation von Fremdmaterial und bei der Stapedektomie. Analog zur übrigen Chirurgie sollte auch hier eine Prophylaxe mit einer Einzeldosis genügen. Es ist zu erwarten, daß 1.-, 2.- und 3.-Generation Cephalosporine gleich wirksam sind.

11 Kieferchirurgie und orale Chirurgie

Resultate

Es gibt zwei vergleichende Studien (siehe Tabelle 17) in der insgesamt 121 Patienten eine Single-Dose Prophylaxe erhalten.

Beide Studien sprechen dafür, daß eine Single-Dose Prophylaxe gleich wirksam ist wie eine verlängerte Prophylaxedauer.

Nebenwirkungen: keine

Diskussion

Über die Infektionsrate bei antibiotisch nicht abgeschirmten Patienten in der oralen und der Kieferchirurgie gibt es nur wenige Zahlen. In einer prospektiven Studie weist das unbehandelte Kontrollkollektiv bei Plattenosteosynthese von oropharyngeal offenen Unterkieferfrakturen eine Infektionsrate von 20% auf [1]. Das Erregerspektrum entspricht der Mundflora [1, 22]: Staphylokokken, Streptokokken, Enterokokken, coliforme Keime und Anaerobier. Die Anaerobier scheinen bei intraoralen Infektionen die ätiologisch wichtigen Erreger zu sein [102]. Möglicherweise trifft das auch auf die postoperativen Infekte zu.

Die Prophylaxe kann wahrscheinlich auf die Eingriffe mit Knochenbeteiligung, Tumorresektion und Extraktion von dritten Molaren beschränkt werden [22, 166, 217].

Unter Hospitalisationsbedingungen wird empfohlen als Antibiotikaprophylaxe präoperativ intravenös eine Einzeldosis mit ei-

Tabelle 17. Resultate von vergleichenden Studien in der Kiefer- und oralen Chirurgie

Autor	Publ. Jahr	Ref.	Antibiotikum und Dosierung		Appli- kation	n Pat. oder n Eingriffe	Wund- infekte	Signifi- kanz	Operation
Mitchell und Morris	1987	166	Tinidazol	2 g	i.v.	85	9%	NS	Extraktion 3. mandilärer Molar
			Pivampicillin	2 Tage	i.v.	87	10%		
Stoll	1987	217	Ceftriaxon	1 g	i.v.	15	13%		maxillofaciale Eingriffe mit Knochenbe- teiligung
			Ceftriaxon	2 g	i.v.	15	13%	n.g.	
			Cefotiam	2 Dosen	i.v.	15	33%		
			Cefotiam	5 Tage	i.v.	20	10%		

nem gegen Anaerobier wirksamen Antibiotikum zu verabreichen wie zum Beispiel: Metronidazol, Tinidazol, ein Breitspektrumpenicillin oder -cephalosporin.

In der Zahnarztpraxis eignet sich die präoperative einmalige Gabe von 2 g Metronidazol oder Tinidazol peroral am abend vor dem Eingriff oder als Alternative 1 g Metronidazol supp. eine Stunde präoperativ.

Eine Besonderheit dieses Gebietes wie aller Eingriffe, bei denen ein Hohlorgan eröffnet oder die Schleimhautbarriere durchbrochen wird ist die Notwendigkeit einer Endokarditisprophylaxe bei gefährdeten Patienten. Unter Hospitalisationsbedingungen sollte auch diese Prophylaxe präoperativ intravenös erfolgen. In der Zahnarztpraxis eignet sich eine präoperative intramuskuläre oder perorale Applikation. Als Antibiotikum der Wahl wird Amoxycillin eine Stunde präoperativ in einer Einzeldosierung von 3 g per os empfohlen [83, 181, 244]. Bei parenteraler Gabe genügt wahrscheinlich eine Dosierung von 2 g. Im Tierversuch ist die Wirksamkeit einer Single-Dose Endocarditis-Prophylaxe nachgewiesen worden [155].

Weiterhin ist es ratsam, Patienten mit permanent implantiertem Plastik-Fremdmaterial (Ventrikuloperitonealer Shunt, Gefäßprothesen, Pacemaker, Port-a-cath) wegen der Gefahr einer Staphylokokkus epidermidis Bakteriämie eine Antibiotikaprophylaxe zu geben. In diesem Fall eignet sich ein einfaches Cephalosporin in der Dosierung von 2 g i.v.

12 Kinderchirurgie

Resultate

Es gibt zwei vergleichende Studien (siehe Tabelle 18) auf dem Gebiet der Appendektomien, in denen 108 Kinder eine Single-Dose Prophylaxe erhalten. Das Infektionsrisiko liegt unter Antibiotikaschutz bei 3–8%, wobei Perforationen von den Studien ausgeschlossen wurden.

Die vergleichende Arbeit von Thomson et al. [231] findet keinen signifikanten Unterschied für die lokale Applikation eines Antibiotikums als Spülung oder die parenterale Antibiotikagabe kombiniert mit einer lokalen Antibiotikaspülung.

Nebenwirkungen: keine

Über andere kinderchirurgische Eingriffe liegen keine randomisierten Single-Dose Studien vor.

Diskussion

Die Infektionsrate bei Appendektomien scheint in der Kinderchirurgie nicht wesentlich von der Erwachsenenchirurgie abzuweichen [238]. Zum Teil haben die Appendektomiestudien der Erwachsenenchirurgie auch Kinder miteingeschlossen. Prinzipiell sind bei der Eröffnung von Hohlorganen in der Kinderchirurgie die gleichen Probleme wie in der Erwachsenenchirurgie zu erwarten, da die Pathogenese von Wundinfekten nicht vom Alter abhängt [40].

Tabelle 18. Resultate von vergleichenden Studien in der Kinderchirurgie (Appendektomien)

Autor	Publ. Jahr	Ref.	Antibiotikum und Dosierung		Appli- kation	n Pat.	Wund- infekte	Abszesse	Signifi- kanz
Foster et al	1987	62	Sublactam	7.5 mg/kg	i.v.	34	3%	0	
			Ampicillin	+ 15 mg/kg	i.v.				NS
			Metronidazol	7.5 mg/kg	i.v.	35	6%	0	
			Cefotaxim	+ 25 mg/kg	i.v.				
Thomson et al	1987	231	Cefuroxim	25 mg/kg	i.v.	39	8%	0	
			Metronidazol	+ 1.5 ml (0.5%)/kg	i.v.				NS
			Achromycin	+ 500 mg	topisch				
			Achromycin	500 mg	topisch	45	4%	0	

Bei Eingriffen am oberen Gastrointestinaltrakt empfiehlt sich deshalb analog zur Erwachsenenchirurgie eine präoperative intravenöse Single-Dose Prophylaxe mit einem 1.- oder 2.-Generation Cephalosporin und bei Appendektomien eine Einzeldosis von 20 mg/kg Metronidazol i.v. [201]. Bei Eingriffen am Dickdarm sollte Metronidazol mit einem einfachen Cephalosporin, einem Breitspektrumpenicillin oder mit Cotrimoxazol kombiniert werden und bei Eingriffen am Urogenitaltrakt sollte präoperativ ein 1.- oder 2.-Generation Cephalosporin appliziert werden.

13 Urologie

Resultate

Es gibt 10 kontrollierte Studien (siehe Tabelle 19) und fünf vergleichende Arbeiten (siehe Tabelle 20) in denen 1027 Patienten mit einer Single-Dose Prophylaxe abgeschirmt werden. Das Risiko für postoperative Infekte liegt bei den Patienten der Kontrollgruppen bei 4–85% und bei den prophylaktisch behandelten Patienten bei 0–48%.

Die kontrollierten Studien zeigen, daß Patienten mit endoskopischen Eingriffen und transvesikaler Prostatektomie von einer Single-Dose Prophylaxe profitieren, sowohl wenn präoperativ sterile Harnwegsverhältnisse bestehen als auch wenn schon präoperativ mit einem Harnwegsinfekt gerechnet werden muß.

Die vergleichenden Studien zeigen, daß eine Verlängerung der Prophylaxe über eine Dosis hinaus keinen Vorteil bietet. 1.- und 3.-Generation Cephalosporine schneiden gleich gut ab.

Nebenwirkungen: ein Exanthem bei Aztreonam als Single-Dose und ein Exanthem in einer Kontrollgruppe ohne Antibiotika [164].

Diskussion

Das Risiko für einen Harnwegsinfekt nach endoskopischen Eingriffen beträgt bei den erwähnten prospektiven Kontrollkollektiven ohne Antibiotika circa 40%. Das Wundinfektionsrisiko für Nephrektomien und andere Eingriffe an der Niere be-

Tabelle 19. Resultate von kontrollierten Studien in der Urologie

Autor	Publ. Jahr	Ref.	Antibiotikum und Dosierung	Appli-kation	n Patienten Ko	n Patienten Ab	postop. HWI Ko	postop. HWI Ab	Signifi-kanz	Einschluss von Risikofaktoren	Opera-tion
Gattegno et al	1982	69	Gentamycin 160 mg	i.m.	25	22	57%	35%	NS	nein	TURP
Charton et al	1984	36	Mezlocillin 2 g	i.v.	51	49	51%	18%	$p < 0.001$	nein	TURP
Finkelstein et al	1984	61	Ceftriaxon 1 g	i.v. oder i.m.	63	66	13%	3%	$p < 0.05$	nein	TURP
Qvist et al	1984	192	Cefotaxim 2 g	i.v.	43	45	19%	13%	NS	nein	TURP
Allan et al	1985	3	Mezlocillin 2 g	i.v.	50	50	44%	18%	$p < 0.005$	nein	TURP
Conil et al	1985	42	Netilmycin 2 mg/kg	i.m.	20	20	30%	0%	$p < 0.001$	nein	endo
Charton et al	1987	37	Netilmycin 150 mg	i.m.	47	48	34%	2%	$p < 0.001$	nein	TURP
McEntee et al	1987	158	Gentamycin 80 mg Gentamycin 80 mg	i.v. i.v.	19 25	17 17	85% 4%	12% 12%	S NS	nur RF *	TURP
Millar et al	1987	164	Aztreonam 1 g	i.v. oder i.m.	81	77	44%	29%	$p < 0.05$	ja	TURP +TVP
Mouquet et al	1987	175	Cefuroxim 1,5 g	i.v.	21	25	76%	48%	NS	nur RF	endo

Risikofaktoren: präoperativer Katheter und/oder präoperativ positive Urinkulturen

* Ko ohne Risikofaktoren, Ab ausschließlich mit Risikofaktoren

TURP: transurethrale Prostatectomie

endo: „endoskopische Eingriffe"

TVP: transvesikale Prostatectomie

HWI: Harnwegsinfekt

Tabelle 20. Resultate von vergleichenden Studien in der Urologie

Autor	Publ. Jahr	Ref.	Antibiotikum und Dosierung		Appli-kation	n Pat.	Infekte	Signifikanz	Operation
Ausobsky et al	1983	12	Cefaloridin	1 g	i.v.	21*	14%	NS	Chirurgie des Urogenitaltraktes
			Latamoxef	1 g	i.v.	25*	12%		
Hargreave et al	1984	88	Cefotaxim	1 g	i.v.	106*	12%	n.g.	TURP
			Cefotaxim	2 Tage	i.v./i.m.	97*	11%		
Periti et al	1984	187	Ceftriaxon	1 g	i.v.	105*	21%	NS	transurethrale Eingriffe
			Cefotaxim	3 Dosen	i.v.	93*	14%		
			Ceftriaxon	1 g	i.v.	106*	23%	NS	transkutane urologische Eingriffe
			Cefotaxim	3 Dosen	i.v.	103*	47%		
Conil et al	1985	42	Netilmycin	2 mg/kg	i.m.	20	0%	NS	transurethrale Eingriffe
			Netilmycin	2 Tage	i.m.	20	5%		
Bentsi et al	1987	21	Cefotaxim	1 g	i.v.	126*	23%	NS	TURP
			Cefradin	1 g	i.v.	119*	22%		

Infekte: HWI und/oder Wundinfekte, Fieber, toxischer Schock, Epididymitis, Orchitis (je nach Autor)
* einschließlich Patienten mit Risikofaktoren: präoperativer Katheter und/oder präoperativ positive Urinkulturen und/oder Notfalleingriffe

trägt in prospektiven Arbeiten ohne Einsatz von Antibiotika 3,6–6,3% [28, 47] und für Eingriffe an der Blase 7% [28]. Für Nierensteine gilt, daß ungefähr 70% der Ausgußsteine infiziert sind [63, 147]. Das Erregerspektrum in der Urologie betrifft: E. coli, coliforme Keime und Staphylokokken.

Ein prophylaktisches Antibiotikum sollte in erster Linie gegen gramnegative Keime wirksam sein.

McEntee et al. [158] vergleichen die Resultate von Patienten mit präoperativ sterilem Urin ohne Prophylaxe und von Patienten mit präoperativ infiziertem Urin und Single-Dose Antibiotikaprophylaxe. Sie finden für die beiden Patientenkollektive keinen signifikanten Unterschied. Vergleicht man bei fehlenden Risikofaktoren die Resultate von Patienten mit und ohne Prophylaxe, so schneiden die Patienten mit Antibiotikaprophylaxe in der Regel signifikant besser ab [3, 36, 37, 42, 61]. Es profitieren also sowohl Patienten mit präoperativ sterilem Urin als auch solche mit primär infiziertem Urin von einer Single-Dose Prophylaxe. Selbst bei Risikofaktoren wie präoperativem Katheter und/oder präoperativ positiven Urinkulturen und trotz des postoperativen Blasenkatheters ist auch auf diesem Gebiet eine Single-Dose Prophylaxe ebenso wirksam wie eine Verlängerung der Prophylaxedauer auf drei Dosen bis zu zwei Tagen [88, 187].

Im Langzeitvergleich zeigt sich, daß durch das Vermeiden von postoperativen Infekten signifikant weniger Urethrastrikturen entstehen [77].

In der Urologie sollten alle Patienten mit endoskopischen oder transkutanen Eingriffen präoperativ intravenös eine Single-Dose Prophylaxe mit einem einfachen Cephalosporin, einem Breitspektrumpenicillin oder mit Cotrimoxazol erhalten. Dieses Vorgehen empfiehlt sich wahrscheinlich auch bei der extrakorporellen Stoßwellenlithotrypsie.

Bei der Implantation von Fremdmaterial sollte ein Cephalosporin gegen Staphylokokkus epidermidis eingesetzt werden [171].

Beim Anlegen eines Ileumconduit kann wie bei Eingriffen am oberen Gastrointestinaltrakt vorgegangen werden: Applikation von 2 g eines einfachen Cephalosporins oder eines Breitspektrumpenicillins präoperativ i.v. Bei einer Operationsdauer von mehr als drei Stunden kann intraoperativ zwei Stunden nach Operationsbeginn eine zweite Dosis gegeben werden.

Hydrocelenoperationen, Circumcisionen und Vasektomien bedürfen keiner Antibiotikaprophylaxe.

14 Gynäkologie und Geburtshilfe

14.1 Hysterektomien

Resultate

Es gibt 11 kontrollierte Arbeiten (siehe Tabelle 21) und 17 vergleichende Arbeiten (siehe Tabelle 22). 1394 Patientinnen erhalten eine parenterale Single-Dose Prophylaxe. Studien mit peroraler Applikation am Vorabend der Operation werden interessehalber auf Seite 75 aufgeführt. Die Infektionsrate liegt bei den Kontrollkollektiven bei 16–64% für vaginale Hysterektomien und bei 7–38% für abdominale Hysterektomien. Bei den mit einer Single-Dose abgeschirmten Patientinnen beträgt die Infektionsrate 0–12% für den vaginalen Zugang und 0–26% für den abdominalen.

Die kontrollierten Studien zeigen, daß die Infektionsraten sowohl bei vaginalem als auch bei abdominalem Zugang bei geeigneter Wahl des Antibiotikums signifikant gesenkt werden.

Die vergleichenden Arbeiten zeigen, daß eine Verlängerung der Prophylaxedauer auf zwei Dosen bis zu sechs Tagen keinen Vorteil bietet, daß 1.-, 2.- und 3.-Generation Cephalosporine gleich wirksam sind und daß Metronidazol oder Doxycyclin den Cephalosporinen vergleichbar sind. Eine Arbeit [85] findet für die Single-Dose Prophylaxe bei der febrilen Standardmorbidität ein signifikant besseres Resultat.

Nebenwirkungen: zwei Exantheme und zweimal eine Diarrhoe bei den Patientinnen mit Single-Dose Prophylaxe in Zusammenhang mit Ceftriaxon [25], zwei Exantheme bei verlängerter Prophylaxedauer in Zusammenhang mit Cefoxitin [94, 97].

Tabelle 21. Resultate von kontrollierten Studien bei Hysterektomien

Autor	Publ. Jahr	Ref.	Antibiotikum und Dosierung	Appli-kation	n Patienten Ko	Ab	Infekte Ko	Ab	HWI Ko	Ab	Signifikanz	Op.
Lett et al	1977	146	Cefazolin 1 g	i.m.	51	52	57%	12%	18%	6%	n.g.	v
Mathews et al	1977	156	Cotrimoxazol 10 ml*	i.v.	29	30	38%	26%	48%	7%	$p<0.025$	a
Mathews et al	1979	157	Cotrimoxazol 10 ml*	i.v.	25	25	16%	8%	64%	28%	$p<0.025$	v
Mendelson et al	1979	162	Cefradin 2 g	i.v.	22	23	64%	4%	28%	4%	$p<0.0005$	v
Khan et al	1980	129	Metronidazol 500 mg	i.v.	91	89	21%	9%	n.g.		$p<0.05$	a+v+x
Ireland et al	1982	107	Cotrimoxazol 3 ml*	i.m.	50	50	n.g.		35%	4%	n.g.	a
Rosenshein et al	1983	199	Doxycyclin 200 mg	i.v.	30	34	30%	18%	n.g.		n.g.	Wertheim
Siekmann et al	1983	212	Mezlocillin 5 g	i.v.	50	50	n.g.		26%	24%	NS	v
Jaffe et al	1985	109	Cotrimoxazol 15 ml**	i.v.	42	48	n.g.		31%	6%	$p<0.001$	a
Lüscher et al	1985	153	Ceftriaxon 2 g	i.v.	57	51	n.g.		16%	16%	NS	a+v+x
Haverkorn	1987	90	Metronidazol 500 mg	i.v.	43	37	32%	3%	n.g.		S	v
			Metronidazol 500 mg	i.v.	29	34	7%	0%	n.g.		NS	a

Infekte: Wundinfekte, Wunddehiszenz, sezernierender Sinus, pelvine Infekte, Abszesse des kleinen Beckens
* 800 mg Sulphamethoxazol + 160 mg Trimethoprim ** 1200 mg Sulphamethoxazol + 240 mg Trimethoprim
a: abdominale Hysterektomie
v: vaginale Hysterektomie
x: andere gynäkologische Eingriffe

Tabelle 21. (Fortsetzung)

Autor	Publ. Jahr	Ref.	Antibiotikum und Dosierung		Appli-kation	n Patienten		Infekte		HWI		Signifi-kanz	Op.
						Ko	Ab	Ko	Ab	Ko	Ab		
Karhunen et al	1980	121	2 g	Tinidazol	p.o.	76	70	13%	1%	n.g.		p < 0.004	a
Karhunen et al	1981	122	2 g	Tinidazol	p.o	60	51	25%	6%	n.g.		p < 0.05	v
Chowdhury et al	1984	38	2 g	Tinidazol	p.o.	20	19	45%	21%	n.g.		n.g.	a+v
Crosthwaite et al	1985	44	2 g	Tinidazol	p.o.	49	51	10%	2%	n.g.		n.g.	a+v

Tabelle 22. Resultate von vergleichenden Studien bei Hysterektomien

Autor	Publ. Jahr	Ref.	Antibiotikum und Dosierung		Appli-kation	n Pat.	Wund-infekte	pelvine Infekte	Signifi-kanz	Operation
Lett et al	1977	146	Cefazolin	1 g	i.m.	52	n.g.	12%	NS	v
			Cefaloridin	3 Dosen	i.m.	50		16%		
Mendelson et al	1979	162	Cefradin	2 g	i.v.	23	n.g.	4%	NS	v
			Cefradin	1 Tag	i.v.	21		0%		
Hamod et al	1980	85	Cefalotin	3 g	i.v.	23		0%	NS	v
			Cefalotin	2 Tage	i.v.	30	n.g.	7%		
			Metronidazol	2 g	p.o.	26		4%		
Khan et al	1980	129	Metronidazol	500 mg	i.v.	89	6%	2%	NS	a+v
			Metronidazol	2 Dosen	i.v.	90	2%	0%		
Janssens et al	1982	114	Tinidazol	1600 mg	i.v.	14	7%	n.g.	n.g.	v
			Tinidazol	2 Dosen	i.v.	16	31%			
Hemsell et al	1984	95	Ceftriaxon	1 g	i.v.	64	0%	2%	NS	v
			Cefazolin	3 Dosen	i.v.	63	2%	2%		
Hemsell et al	1984	94	Cefoxitin	2 g	i.m.	58	n.g.	2%	NS	v
			Cefoxitin	3 Dosen	i.m.+i.v.	54		4%		
Maki et al	1984	154	Cefonicid	1 g	i.v./i.m.	37	0%	0%	NS	a
			Cefoxitin	1 Tag	i.v./i.m.	49	0%	3%		
			Cefonicid	1 g	i.v./i.m.	29		14%	NS	v
			Cefoxitin	1 Tag	i.v./i.m.	31	n.g.	6%		

Tabelle 22. (Fortsetzung 1)

Autor	Publ. Jahr	Ref.	Antibiotikum und Dosierung		Appli-kation	n Pat.	Wund-infekte	pelvine Infekte	Signifi-kanz	Operation
Periti et al	1984	188	Ceftriaxon	1 g	i.v.	97	2%	n.g.	NS	a
			Cefotaxim	3 Dosen	i.v.	112	1%			
			Ceftriaxon	1 g	i.v.	25	n.g.	0%	NS	v
			Cefotaxim	3 Dosen	i.v.	20		0%		
Roy et al	1984	200	Cefotaxim	1 g	i.v./i.m.	60	8%	n.g.	NS	a
			Cefoxitin	1 Tag	i.v./i.m.	41	15%			
			Cefotaxim	1 g	i.v./i.m.	37	n.g.	3%	NS	v
			Cefoxitin	1 Tag	i.v./i.m.	41		7%		
Hemsell et al	1985	96	Doxycyclin	200 mg	i.v.	26	n.g.	19%	NS	v
			Cefamandol	3 Dosen	i.v.	25		16%		
Hemsell et al	1985	97	Cefoxitin	2 g	i.m.	50	4%	n.g.	NS	a
			Cefoxitin	2 Dosen	i.m.	50	12%			
			Cefoxitin	3 Dosen	i.m.	50	4%			
Tchabo et al	1985	229	Cefotaxim	1 g	i.v.	28	7%	n.g.	NS	a+v
			Cefoxitin	1 Tag	i.v.	29	7%			
Rapp et al	1986	196	Moxalactam	2 g	i.m.	38	n.g.	10%	NS	v
			Cefoxitin	3 Dosen	i.v.+i.m.	40		7%		

Tabelle 22. (Fortsetzung 2)

Autor	Publ. Jahr	Ref.	Antibiotikum und Dosierung	Appli-kation	n Pat.	Wund-infekte	pelvine Infekte	Signifi-kanz	Operation
Haverkorn	1987	90	Metronidazol 500 mg	i.v.	37		3%		
			Metronidazol 2 Dosen	i.v.	39		0%		
			Metronidazol 3 Dosen	i.v.	40	n.g.	0%	NS	v
			Metronidazol 2 Tage	i.v.	41		0%		
			Metronidazol 6 Tage	i.v.+p.o.	41		0%		
			Metronidazol 500 mg	i.v.	34		0%		
			Metronidazol 2 Dosen	i.v.	37		0%		
			Metronidazol 3 Dosen	i.v.	33	n.g.	0%	NS	a
			Metronidazol 2 Tage	i.v.	38		0%		
			Metronidazol 6 Tage	i.v.+p.o.	28		0%		
Bräutigam et al	1988	25	Ceftriaxon 2 g	i.v.	30	0%	0%	NS	v
			Cefotaxim 2 g	i.v.	30	0%	0%		
Periti et al	1988	189	Cefotaxim 2 g	i.v.	138	7%	n.g.	NS	a
			Cefazolin 2 Dosen	i.v.	139	9%			
			Cefotaxim 2 g	i.v.	64	2%	n.g.	NS	v
			Cefazolin 2 Dosen	i.v.	74	7%			
			Cefotaxim 2 g	i.v.	23	13%	n.g.	NS	x
			Cefazolin 2 Dosen	i.v.	13	8%			

Diskussion

Es handelt sich bei den Hysterektomien um Wunden der Kategorie sauber kontaminiert [98], die Infektionsrate ist in den unbehandelten Kontrollkollektiven vor allem beim traumatisierenderen vaginalen Zugang hoch. Weder für die vaginale noch für die abdominale Hysterektomie gibt es gesicherte Risikofaktoren für einen postoperativen Infekt [96, 97]. Auch Tumoreingriffe mit ausgedehnter Lymphadenektomie profitieren von einer Single-Dose Prophylaxe [199]. Die Erreger von postoperativen Infekten sind Staphylokokken, Streptokokken, E. coli, coliforme Keime und Anaerobier [94, 109, 196, 212], dies entspricht dem Erregerspektrum, das präoperativ bei endocervikalen Kulturen gefunden wird [98].

Bräutigam et al. [25] untersuchen die Wirkung einer parenteralen Single-Dose Prophylaxe auf die Darmflora: das Antibiotikum mit hoher Gallengängigkeit bewirkt eine signifikante Änderung der Zusammensetzung der Darmflora und ist damit für den prophylaktischen Einsatz theoretisch weniger geeignet.

Alle Patientinnen mit vaginaler oder abdominaler Hysterektomie sollten präoperativ intravenös eine Single-Dose Antibiotikaprophylaxe mit Metronidazol, Cotrimoxazol oder Doxycyclin erhalten. Trotz der erwiesenen Wirksamkeit wird die Prophylaxe mit einem 3.-Generation Cephalosporin nicht empfohlen, da diese Mittel der Therapie vorbehalten bleiben sollten.

14.2 Sectio caesarea

Resultate

In neun kontrollierten Studien (siehe Tabelle 23) und 12 vergleichenden (siehe Tabelle 24) erhalten 1025 Patientinnen eine Single-Dose Antibiotikaprophylaxe. Das postoperative Infektionsrisiko beträgt bei den unbehandelten Kontrollkollektiven 0–57% und bei den abgeschirmten Patientinnen 0–32%.

Die kontrollierten Arbeiten zeigen, daß die Infektionsrate durch eine intraoperative Single-Dose Prophylaxe nach Abklemmen der Nabelschnur signifikant gesenkt wird.

Die vergleichenden Studien zeigen, daß eine Verlängerung der Prophylaxedauer auf zwei bis drei Dosen perioperativ keine Vorteile bietet, daß die zusätzliche lokale Spülung mit Antibiotika nicht zu besseren Resultaten führt, daß die lokale Spülung alleine der intravenösen Gabe vergleichbar ist, daß die Wirkung von 1.-, 2.- und 3.-Generation Cephalosporinen vergleichbar ist und daß die Applikation nach Abklemmen der Nabelschnur der präoperativen gleichkommt.

Nebenwirkungen: ein Exanthem bei der Single-Dose Prophylaxe in Zusammenhang mit Ceftizoxim [204].

Diskussion

Die Wunden nach Sectio caesarea sollten als sauber kontaminiert eingestuft werden. In den erwähnten Arbeiten handelt es sich meistens um Eingriffe unter Notfallbedingungen und um Patientinnenkollektive mit sogenannten Risikofaktoren. Damit erklären sich die hohen Infektionsraten der unbehandelten Kontrollgruppen. Die postoperativen Infekte werden meist von Staphylokokken, Streptokokken, E. coli, coliformen Keimen und Anaerobiern hervorgerufen [170].

Zur Frage, ob Patientinnen mit erhöhtem Infektionsrisiko präoperativ bestimmt werden können gibt es in den vorliegenden Arbeiten widersprüchliche Zahlen. Nicht einmal die bakteriologische Kultivierung von Plazentaanteilen gibt Aufschluss über das postoperative Infektionsrisiko [75]. Bei Apuzzio et al. [9] wird durch die Single-Dose Prophylaxe das Infektionsrisiko von allen Patientinnen ungeachtet ihrer Risikofaktoren halbiert. Bei Jakobi et al. [112] schneiden unbehandelte Patientinnen ohne Risikofaktoren gleich gut ab wie Patientinnen mit Risikofaktoren unter Antibiotikaschutz.

Tabelle 23. Resultate von kontrollierten Studien bei der Sectio caesarea

Autor	Publ. Jahr	Ref.	Antibiotikum und Dosierung		Appli- kation	n Patienten		Endometritis		Signifikanz	Notfallop. und Risikofaktoren
						Ko	Ab	Ko	Ab		
Apuzzio et al	1982	9	Ticarcillin	6 g	i.v.*	120**	139**	55%	32%	p = 0.002	ja
Hawrylyshyn et al	1983	91	Cefoxitin	2 g	i.v.*	58	64	29%	9%	p < 0.01	nur NF + RF
Padilla et al	1983	184	Ampicillin	2 g	i.v.	37	34	57%	15%	S	ja
Heilmann et al	1984	92	Cefoxitin	2 g	i.v.	30	30	13%	3%	n.g.	ja
Jaffe et al	1985	108	Mezlocillin	5 g	i.v.	40	38	17%	0%	p < 0.01	nur NF + RF
Saltzman et al	1985	204	Ceftizoxim	2 g	i.v.*	49	50	24%	6%	p < 0.05	nur NF + RF
Ganesh et al	1986	66	Cotrimoxazol	§	i.v.*	28	29	46%	21%	p = 0.036	nur NF + RF
Jaffe et al	1986	110	Mezlocillin	5 g	i.v.	50	55	18%	0%	p < 0.01	nur NF + RF
Jakobi et al	1988	112	Cefazolin	1 g	i.v.*	50	50	0%	6%	NS	Ab mit RF Ko ohne RF

Risikofaktoren je nach Autor: Notfalloperation, Blasensprung > 3-8 Stunden, Austreibungswehen, > 3 vaginale Untersuchungen, intrauterines Monitoring, jünger als 18-21 Jahre, Resectio

* nach Abklemmen der Nabelschnur

** je 22 Patienten haben eine zweite Dosis des Antibiotikums respektive des Placebos erhalten

§: 240 mg Trimethoprim + 1200 mg Sulfamethoxazol

Tabelle 24. Resultate von vergleichenden Studien bei der Sectio caesarea

Autor	Publ. Jahr	Ref.	Antibiotikum und Dosierung	Appli-kation	n Pat.	Infekte	Signifi-kanz	Notfalleingriffe und Risikofaktoren
Hawrylyshyn et al	1983	91	Cefoxitin 2 g Cefoxitin 3 Dosen	i.v. i.v.	64 60	9% 5%	NS	nur NF + RF
Periti et al	1984	188	Ceftriaxon 1 g Cefotaxim 3 Dosen	i.v.* i.v.*	30 46	7% 15%	NS	ja
Gonik et al	1985	75	Cefotaxim 1 g Cefotaxim 3 Dosen	i.v.* i.v.*	50 50	10% 14%	NS	nur NF + RF
Saravolatz et al	1985	207	Ceforanid 2 g Ceforanid 2 g	i.v.* topisch	34 27	12% 15%	NS	nur NF + RF
Jaffe et al	1986	110	Mezlocillin 5 g Mezlocillin 3 Dosen	i.v. i.v.	55 58	19% 22% 12%	NS	nur NF + RF
Lavery et al	1986	142	Mezlocillin 4 g Mezlocillin 3 Dosen Mezlocillin 4 g + 4 g Mezlocillin 4 g	i.v.* i.v.* i.v.* topisch topisch	59 54 50 49	0% 0% 18%	NS	nur NF + RF
McGregor	1986	159	Cefotetan 2 g Cefoxitin 3 Dosen	i.v.* i.v.*	46 24	15% 8%	NS	nur NF + RF

Infekte: meist Endometritis

* nach Abklemmen der Nabelschnur

Tabelle 24. (Fortsetzung)

Autor	Publ. Jahr	Ref.	Antibiotikum und Dosierung		Appli- kation	n Pat.	Infekte	Signifi- kanz	Notfalleingriffe und Risikofaktoren
Saltzman et al	1986	205	Mezlocillin	4 g 3 Dosen	i.v.*	51	6%	NS	nur NF + RF
			Mezlocillin	3 Dosen	i.v.*	51	4%		
			Cefoxitin	3 Dosen	i.v.**	49	4%		
Gall et al	1987	64	Piperacillin	4 g 2 Dosen	i.v.*	60	13%	NS	nur NF + RF
			Piperacillin		i.v.*	56	5%		
Tassi et al	1987	227	Ceftazidim	2 g 3 Dosen	i.m.	100	3%	NS	nur NF + RF
			Ceftazidim		i.m.	100	1%		
Jakobi et al	1988	112	Cefazolin	1 g 3 Dosen	i.v.*	50	6%	NS	nur NF + RF
			Cefazolin		i.v.*	50	8%		
Periti et al	1988	189	Cefotaxim	2 g 2 Dosen	i.v.*	51	14%	NS	ja
			Cefazolin		i.v.*	50	12%		

* nach Abklemmen der Nabelschnur

Bei der Sectio caesarea sollte eine intraoperative intravenöse
Single-Dose Prophylaxe nach Abklemmen der Nabelschnur mit
einem 1.- oder 2.-Generation Cepahalosporin oder einem Peni-
cillin erfolgen. Es liegt im Ermessen des Gynäkologen, ob er sich
dabei auf Patientinnen mit Risikofaktoren beschränken will.

14.3 Schwangerschaftsabbruch

Resultate

Es gibt eine kontrollierte Arbeit (siehe Tabelle 25] in der 145 Patientinnen eine parenterale Single-Dose Prophylaxe erhalten.
Die Arbeiten mit anderer Applikationsform erscheinen interessehalber unter dem Strich. Die Infektionsrate von prospektiven unbehandelten Kontrollkollektiven reicht von 0,4–20% [27,
93,133,134,241].

Die erwähnte kontrollierte Arbeit zeigt keine signifikante
Reduktion der Infektionsrate beim Einsatz von Ampicillin und
Sublactam als Einzeldosis.

Nebenwirkungen: keine

Diskussion

Die relevante infektiöse Komplikation nach einem Schwangerschaftsabbruch ist eine Salpingitis mit der Gefahr von Inferti-
lität, es sollte demnach ein Antibiotikum wirksam gegen
Chlamydia trachomatis eingesetzt werden [134]. Die einzige
Studie in der ein solches Antibiotikum verwendet wird [27] zeigt
eine signifikante Reduktion der postoperativen Früh- und
Spätinfekte (siehe Tabelle 25). In der Literatur ist der routine-
mäßige prophylaktische Gebrauch von Antibiotika beim
Schwangerschaftsabbruch umstritten [81].

Es liegt im Ermessen des Gynäkologen wegen der erwähnten Ge-
fahr einer Salpingitis präoperativ intravenös ein Tetracyclin in
Einzeldosierung einzusetzen.

Tabelle 25. Resultate von kontrollierten Studien beim Schwangerschaftsabbruch

Autor	Publ. Jahr	Ref.	Antibiotikum und Dosierung		Appli-kation	n Patienten		Endometritis		Salpingitis		Signifi-kanz
						Ko	Ab	Ko	Ab	Ko	Ab	
Krohn	1986	134	Ampicillin Sublactam	1 g + 0.5 g	i.v. i.v.	140	145	9%	3%	0%	1%	N S
Brewer	1980	27	Doxycyclin	500 mg	p.o.	1431	1519	0.4%	0.1%	0.1%	0%	S
Krohn	1981	133	Tinidazol	2 g	p.o.	106	104	7%	2%	3%	4%	NS

Zusammenfassung

1 Wirkung einer Single-Dose Antibiotikaprophylaxe

Die vorliegenden prospektiven, randomisierten Untersuchungen in denen über 14 000 Patienten eine Single-Dose Antibiotikaprophylaxe erhalten zeigen, daß diese Form der Prophylaxe bei geeigneter Wahl des Antibiotikums das postoperative Infektionsrisiko signifikant senkt gegenüber unbehandelten Kontrollkollektiven.

2 Prophylaxedauer

Im direkten Vergleich zeigen 45 Arbeiten mit 8205 Patienten für die verschiedensten Gebiete der Chirurgie, daß eine Single-Dose Prophylaxe gleich wirksam ist wie eine Verlängerung der Prophylaxedauer auf zwei perioperative Dosen bis zu sechs Tagen postoperativ.

Hierzu kommen drei Studien mit abweichenden Resultaten:

- Osteosynthesen–Gatell et al. [68] erzielen mit einer 24-stündigen Kurzzeitprophylaxe ein signifikant besseres Resultat als mit einer Einzeldosis. Die speziellen Gesichtspunkte dieser Arbeit werden im Kapitel Frakturen besprochen.
- Colorektale Chirurgie–Athanasiadis et al. [11]: die Single-Dose Prophylaxe schneidet signifikant besser ab als eine Verlängerung der Prophylaxe auf drei Tage. Möglicherweise ist hierfür die relativ niedrige präoperative Anfangsdosierung

mit 500 mg Metronidazol bei der Langzeit Prophylaxe verantwortlich.
– Hysterektomien–Hamod et al. [85] erzielen mit der Single-Dose Prophylaxe ein signifikant besseres Resultat bei der febrilen Standardmorbidität als mit einer 48-stündigen Prophylaxe.

Aus diesen Zahlen kann geschlossen werden, daß überall dort wo eine Antibiotikaprophylaxe indiziert ist, eine Single-Dose Prophylaxe eingesetzt werden kann.

Bei Medikamenten mit kurzer Halbwertszeit kann bei einer Operationsdauer von über drei Stunden intraoperativ eine zweite Dosis appliziert werden. Es gibt bisher jedoch keine Studie, die für dieses Procedere einen klinischen Vorteil nachweist.

3 Vorteile einer Single-Dose Prophylaxe gegenüber einer verlängerten Prophylaxedauer

– Sie ist kostengünstig
– einfach durchzuführen
– arm an Nebenwirkungen
– es kommt auch bei jahrelangem Einsatz nicht zu klinisch relevanten Resistenzen [124]
– im Gegensatz zur Mehrfachdosierung besteht nicht die Gefahr von Interferenzen mit der Wundheilung [210]

4 Nebenwirkungen

Nebenwirkungen bei Patienten mit Single-Dose Prophylaxe:
es kommt bei insgesamt 14 130 Patienten zehnmal zu einem Exanthem [25, 70, 164, 172, 204], viermal zu einer Diarrhoe [25, 71, 174] und einmal zu einem anaphylaktischen Schock, jedoch ungeklärter Aetiologie [224].

Nebenwirkungen bei den Patienten ohne Antibiotikaprophylaxe: bei 4867 Patienten tritt einmal ein Exanthem auf [164].

Nebenwirkungen bei den Patienten mit verlängerter Prophylaxedauer: bei 4397 Patienten kommt es zweimal zu einem Exanthem [94, 97].

Die vorliegenden Zahlen zeigen, daß eine Single-Dose Prophylaxe arm an Nebenwirkungen ist.

5 Indikationen für eine Single-Dose Antibiotikaprophylaxe

bei allen Patienten:

– Magenchirurgie mit Eröffnung des Lumens
– Gallenwegschirurgie
– Appendektomie
– Colorektale Chirurgie
– Herzchirurgie
– Lungenchirurgie
– Osteosynthese geschlossener Frakturen*
– Orthopädie
– Gefäßchirurgie
– Mammachirurgie
– Transplantationschirurgie
– viscerale und urologische Kinderchirurgie
– Urologie
– Hysterektomie
– Schwangerschaftsabbruch (im Ermessen des Gynäkologen)

Wird ein Infektionsherd angetroffen, der nicht primär durch den Eingriff saniert werden kann, sollte sich an die Prophylaxe eine Therapie anschließen.

---

* zweite Dosis Intraoperativ nach 2 Stunden gerechtfertigt

selektiv bei Eingriffen mit erhöhtem Infektionsrisiko:

- Neurochirurgie
- Ophthalmologie
- Otorhinolaryngologie
- Kiefer- und orale Chirurgie
- Sectio caesarea

bei Patienten mit individuell erhöhtem Infektionsrisiko:

- Individuelle Risikofaktoren: chronische Niereninsuffizienz, fortgeschrittenes Malignom, Alter, Adipositas, Diabetes mellitus, Formen der Immunsuppression, Chemotherapie und wahrscheinlich Radiotherapie von Tumoren [127], permanent implantiertes Plastik-Fremdmaterial

keine Indikation sind:

- ambulante Traumatologie
- alle Eingriffe der Kategorie sauber ohne Implantation von Fremdmaterial und ohne vitale Gefährdung eines Wundinfektes wie zum Beispiel Inguinalhernienoperationen, Varizenstripping usw.

6 Tips für eine Single-Dose Antibiotikaprophylaxe

1. Ausschluß von Patienten mit bekannter Allergie
2. Beschränkung auf Risikogruppen, wenn diese klar definiert sind
3. Wahl eines gegen die zu erwartenden Erreger wirksamen Antibiotikums
4. Toxische Antibiotika vermeiden
5. Das einfachste wirksame Antibiotikum einsetzen

6. Wenn möglich Beschränkung auf Einzelsubstanzen
7. Hohe Gallengängigkeit ist theoretisch ein Nachteil [25]
8. Penicilline und Cephalosporine nur als frisch gelöste Boli geben [179]
9. Folgende Dosierungen empfehlen sich bei i.v.-Applikation:
   – Cephalosporine 2 g (Cefuroxim 1,5 g), Augmentin 1,2 g, Mezlocillin 5 g, Piperacillin 4 g, Ticarcillin 6 g, Cotrimoxazol: 800 mg Sulphamethoxazol+160 mg Trimethoprim, Doxycyclin 400 mg, Metronidazol 1,5 g colorectale Operationen (1 g übrige Operationen), Tinidazol 1,6 g
10. Wahl des Zeitpunktes:
    – bei intravenöser Applikation präoperativ beim Einleiten der Narkose
    – bei Operationen in Blutsperre mindestens zehn Minuten vor Anlegen der Blutsperre
    – bei der Sectio caesarea nach Abklemmen der Nabelschnur
    – Metronidazol-Suppositorien bei Appendektomien eine Stunde präoperativ

Die Single-Dose Antibiotikaprophylaxe ist eine wirksame, einfache, nebenwirkungsarme und kostengünstige Prophylaxeform, die leider noch zu wenig eingesetzt wird [165].

Antibiotikaliste

Antibiotikaliste. Parenterale oder als Suppositorien applizierbare Antibiotika (Stand 1988)

Generic name	Schweiz	Deutschland	Österreich
Amoxicillin + Clavulansäure (Augmentin)	Augmentin	Augmentan	Augmentin
Ampicillin	Penbristol Penbritin Servicillin	Amblosin Binotal Pen-Bristol	Amblosin Binotal Standacillin
Ampicillin + Sublactam	–	Unacid	–
Apalcillin	–	Lumota	–
Aztreonam	Azactam	Azactam	–
Cefalazim	–	–	–
Cefalexin	–	–	–
Cefaloridin (1)	–	–	Glaxoridin
Cefalotin (1)	Keflin N	Cephalotin Cepovenin	Keflin
Cefamandol (2)	Mandokef	Mandokef	Mandokef
Cefazolin (1)	Kefzol	Elzogram Gramaxin	Gramaxin Kefzol Zolicef
Cefonicid	–	–	–

Zahlen in Klammern: Generation des Cephalosporins

Antibiotikaliste. (Fortsetzung 1)

Generic name	Schweiz	Deutschland	Österreich
Cefoperazon (3)	Cefobis	Cefobis	Cefobid
Ceforanid	–	–	–
Cefotaxim (3) (= Cefotoxamin)	Claforan	Claforan	Claforan
Cefotetan	–	Apatef	–
Cefotiam (2)	Halospor	Spizef	Halospor
Cefoxitin (2)	Mefoxitin	Mefoxitin	Mefoxitin
Cefradin (1)	Sefril	Sefril	Sefril
Ceftazidim (3)	Fortam	Fortum	Fortum
Ceftizoxim	–	Ceftix	Cefizox
Ceftriaxon (3)	Rocephin	Rocephin	Rocephin
Cefuroxim (2)	Zinacef	Zinacef	Curocef
Clindamycin	Dalacin	Sobelin	Dalacin
Cotrimoxazol	Bactrim	Bactrim Cotrim	Bactrim Eusaprim
Doxycyclin	Vibravenös	Vibravenös	Vibravenös Doxycyclin
Flucloxacillin	Floxapen	Staphylex	Floxapen
Fosfomycin	Fosfocin	Fosfocin	Fosfomycin
Gentamicin	Garamycin Servigenta	Duragentamicin Gentamicin Gentamix Nichogencin Refobacin	Refobacin
Latamoxef (3) (= Lamoxactam)	Moxalactam	Moxalactam	Moxalactam
Lincomycin	Lincocin	Albiotic Cillimycin	Cillimycin
Methicillin	–	–	–

Zahlen in Klammern: Generation des Cephalosporins

Antibiotikaliste. (Fortsetzung 2)

Generic name	Schweiz	Deutschland	Österreich
Metronidazol	Elyzol Flagyl Servizol	Clont Flagyl Metronidazol	Anaerobex Flagyl Metronidazol
Mezlocillin	Baypen	Baypen	Baypen
Nafcillin	–	–	–
Netilmicin	Netromycin	Certomycin	Certomycin
Oxacillin	–	Cryptocillin Stapenor	Stapenor
Penicillin G (= Benzylpenicillin)	Penicillin G	Penicillin G	Penicillin G
Piperacillin	Pipril	Pipril	Pipril
Pivampicillin entspricht Ampicillin			
Tetracyclin (Achromycin)	Achromycin	Supramycin	Achromycin
Ticarcillin	–	Aerugipen Betabactyl - pro infantibus	Ticarpen
Ticarcillin + Clavulansäure	Timenten	–	–
Tinidazol	–	Simplotan	Fasigyn
Tobramycin	Obracin	Gernebcin	Tobrasix
Vancomycin	Vancocin	Vancomycin	Vancomycin

Merkblatt für präoperative Single-Dose Antibiotikaprophylaxe

Operationen des oberen Gastointestinaltraktes
2 g eines 1.- oder 2.- Generation Cephalosporins i.v.

Appendektomien
1 g Metronidazol i.v. oder 1 g Metronidazol supp.

Colorektale Chirurgie
1,5 g Metronidazol i.v. + 2 g eines 1.- oder 2.- Generation Cephalosporins i.v.

Thoraxchirurgie, Orthopädie, Neurochirurgie, Gefässchirurgie, Mammachirurgie, Transplantationschirurgie und Otorhinolaryngologie
2 g eines 1.- oder 2.- Generation Cephalosporins i.v.

Osteosynthese geschlossener Frakturen
2 g eines 1.- oder 2.- Generation Cephalosporins i.v., zweite Dosis intraoperativ nach zwei Stunden

Ophthalmologie
100 mg Cefotaxim subconjunktival

Kiefer- und orale Chirurgie
1 g Metronidazol i.v. oder
2 g Metronidazol p.o. am abend vor dem Eingriff oder
1 g Metronidazol supp. eine Stunde präoperativ

Kinderchirurgie
analog zur Erwachsenenchirurgie unter Dosisanpassung

Urologie
2 g eines 1.- oder 2.- Generation Cephalosporins i.v.

Hysterektomien
1 g Metronidazol i.v.

Sectio caesarea
2 g Ampicillin i.v. intraoperativ nach Abklemmen der Nabelschnur

Schwangerschaftsabbruch
400 mg Doxycyclin i.v.

Literaturverzeichnis

1. Aderhold, L., Jung, H. und Frenkel, G.: Untersuchungen über den Wert einer Antibiotikaprophylaxe bei Kiefer-Gesichtsverletzungen – eine prospektive Studie. Dtsch. Zahnärztl. Z. 38 : 402 (1983)
2. Ahmed, M.E., Ibrahim, S.Z., Arabi, Y.E. and Hassan, M.A.: Metronidazole prophylaxis in acute mural appendicitis: failure of a single dose intra-operative infusion to reduce wound infection. J. Hosp. Infect. 10 : 260 (1987)
3. Allan, W.R. and Kumar, A.: Prophylactic mezlocillin for transurethral prostatectomy. Br. J. Urol. 57 : 46 (1985)
4. Ambrose, N.S., Johnson, M., Burdon, D.W. and Keighley, M.R.B.: Incidence of pathogenic bacteria from mesenteric lymph nodes and ileal serosa during Crohn´s disease surgery. Br. J. Surg. 71 : 623 (1984)
5. Ambrose, N.S., Morris, D.L., Burdon, D.W., Alexander-Williams, J. and Keighley, M.R.B.: Comparison of selective and nonselective single-dose antibiotic cover in biliary surgery. World J. Surg. 11 : 101 (1987)
6. Andåker, L., Höjer, H., Kihlström, E. and Lindhagen, J.: Stratified duration of prophylactic antimicrobial treatment in emergency abdominal surgery. Acta Chir. Scand. 153 : 185 (1987)
8. Anders, A., Lode, H., Zeugschner, Z. and Fabricius, K.: Antibiotic prophylaxis in colonic surgery one shot application of Cefoxitin versus Lamoxactam. Proc. 13th Int. Congr. chemotherapy, Vienna 1983
9. Apuzzio, J.J., Reyelt, C., Pelosi, M., Sen, P. and Louria, D.B.: Prophylactic antibiotics for cesarean section: comparison of high- and low-risk patients for endomyometritis. Obstet. Gynecol. 59 : 693 (1982)
10. Armstrong, C.P., Taylor, T.V. and Reeves, D.S.: Pre-incisional intraparietal injection of cefamandole: a new approach to wound infection prophylaxis. Br. J. Surg. 69 : 459 (1982)
11. Athanasiadis, S., Kuhlgatz, Ch. und Hahnel, E.: Perioperative Antibiotikaprophylaxe in der Kolon- und Rektumchirurgie. Eine randomisierte Studie zum Wert der "single-dose" Prophylaxe. Zbl. Chirurgie 110 : 532 (1985)
12. Ausobsky, J.R., Pickford, I.R., Evans, M. and Pollock, A.V.: Latamoxef for the prophylaxis of abdominal surgical wound infection: a controlled clinical trial. J. Hosp. Infect. 4 : 279 (1983)

13. Bannister, G.C., Auchincloss, J.M., Johnson, D.P. and Newman, J.H.: The timing of tourniquet application in relation to prophylactic antibiotic administration. J. Bone Joint Surg. 70B : 322 (1988)

14. Bartlett, S.P. and Burton, R.C.: Effects of prophylactic antibiotics on wound infection after elective colon and rectal surgery: 1960 to 1980. Am. J. Surg. 145 : 300 (1983)

15. Bartzokas, C.A., Raine, C.H., Stell, P.M., Corkill, J.E., Withana, N. and Trafford-Jones, G.M.: Bacteriological assessment of patients undergoing major head and neck surgery. Clin. Otolaryngol. 9 : 99 (1984)

16. Baumgartner, R.: Perioperative prophylaxis with ceftriaxone in patients undergoing knee-joint surgery. Comparative study with cefuroxime. Proc. 13th Int. Congr. Chemotherapy, Vienna 1983

17. Beam, Th.R., Raab, Th.A., Spooner, J.A., Balderman, S.C., Aldridge, J. and Bahyana, J.: Comparison of ceftriaxone and cefazolinprophylaxis against infection in open heart surgery. Am. J. Surg. 148 Suppl. : 8 (1984)

18. Beatty, J.D., Robinson, G.V., Zaia, J.A., Benfield, J.R., Kemeny, M.M., Meguid, M.M., Riihimaki, D., Terz, J.J. and Lemmelin, M.E.: A prospective analysis of nosocomial wound infection after mastectomy. Arch. Surg. 118 : 1421 (1983)

19. Becker, G.D. and Pareli, G.J.: Cefazolin prophylaxis in head and neck cancer surgery. Ann. Otol. 88 : 183 (1979)

20. Becker, G.D., Parell, G.J., Busch, D.F., Finegold, S.M., Acquarelli, M.J. and Citron, D.M.: The non-value of preoperative and intraoperative cultures in predicting the bacteriology of subsequent wound infection in patients undergoing major head and neck cancer surgery. Laryngoscope 90 : 1933 (1980)

21. Bentsi, I.K., Elton, A., Ritchie, A.W.S., Smith, G., Gould, J.C., Chisholm, G.D. and Hargreave, T.B.: Antibiotic prophylaxis for prostatic surgery. Single-dose cephradine compared with single-dose cefotaxime. Br. J. Urol. 59 : 314 (1987)

22. Berthold, H.: Indikationen für Antibiotika in der Zahnmedizin. Schweiz. Mschr. Zahnmed. 94 : 992 (1984)

23. Bluhm, G., Jacobson, B., Julander, I., Levander-Lindgren, M. and Olin, C.: Antibiotic prophylaxis in pacemaker surgery - a prospective study. Scand. J. Thor. Cardiovasc. Surg. 18 : 227 (1984)

24. Borisch, N., Vestweber, K.-H. and Ullmann, U.: Microbiological monitoring of patients in colonic surgery receiving single dose versus long term antibiotic prophylaxis. Proc. 13th Int. Congr. Chemother., Vienna 1983

25. Bräutigam, H.H., Knothe, H. and Rangoonwala, R.: Impact of cefotaxime and ceftriaxone on the bowel and vaginal flora after single-dose prophylaxis in vaginal hysterectomy. Drugs 35 Suppl.2 163 (1988)

26. Brennan, S.S., Smith, G.M.R., Evans, M. and Pollock, A.V.: The management of the perforated appendix: a controlled clinical trial Br. J. Surg. 69 : 510 (1982)

27. Brewer, C.: Prevention of infection after abortion with a supervised single dose of oral doxycycline. Br. Med. J. 281 : 780 (1980)
28. Bröte, L.: Wound infections in clean and potentially contaminated surgery. Importance of bacterial and non-bacterial factors. Acta Chir. Scand. 142 : 191 (1976)
29. Brown, J.J., Mutton, Th.P., Wasilauskas, B.L., Myers, R.T. and Meredith, J.H.: Prospective, randomized, controlled trial of Ticarcillin and Cephalothin as prophylactic antibiotics for gastrointestinal operations. Am. J. Surg. 143 : 343 (1982)
30. Bryan, C.S., Smith, C.W., Sutton, J.P., Allen, W.B., Blanding, R. and Gangemi, J.D.: Comparison of cefamandole and cefazolin during cardiopulmonary bypass. J. Thorac. Cardiovasc. Surg. 86 : 222 (1983)
31. Buchmann, P., Siebenmann, R., Kayser, F.H., Eijsten, A. und Geroulanos, S.: Beeinflussung des Serumspiegels von Cefamandol durch einen massiven Volumenersatz. Helv. Chir. Acta 54 : 763 (1987)
32. Bullock, R., van Dellen, J.R., Ketelbey, W. and Reinach, S.G.: A double-blind placebo-controlled trial of perioperative prophylactic antibiotics for elective neurosurgery. J. Neurosurg. 69 : 687 (1988)
33. Burke, J.G.: The effective period of preventive antibiotics. Surgery 50 : 161 (1961)
34. Castoldi, R., Ferrari, G., Di Palo, S., Orsenigo, E., Bartucci, F. and Di Carlo, V.: Prophylactic use of cefotaxime in biliary surgery. Comparison of Single-dose versus Multiple-Dose Schedule. Drugs 35 Suppl.2 : 151 (1988)
35. Chant, A.D.B., Turner, D.T.L. and Machin, D.: Metronidazole v ampicillin: differing effects on the postoperative recovery. Ann. Royal Coll. Surg. England 66 : 96 (1984)
36. Charton, M., Dosne, B., Escovar, P., Kopf, A. et Brisset, J.M.: traitement prophylactique minute des infections urinaires après résection endoscopique de la prostate. Presse Médicale 13 : 545 (1984)
37. Charton, M., Vallancien, G., Veillon, B. and Brisset, J.M.: Antibiotic prophylaxis of urinary tract infection after transurethral resection of the prostate: a randomized study. J. Urol. 138 : 87 (1987)
38. Chowdhury, T.A., Huq, F. and Ali, S.: Prophylactic administration of tinidazole in major gynaecological surgery. Asia-Oceania J. Obstet. Gynaecol. 10 : 163 (1984)
39. Cohen, J., Rees, A.J. and Williams, G.: A prospective randomized controlled trial of perioperative antibiotic prophylaxis in renal transplantation. J. Hosp. Infect. 11 : 357 (1988)
40. Committee on Infectious Diseases, Committee on Drugs, and Section on Surgery: Antimicrobial prophylaxis in pediatric surgical patients. Pediatrics 74 : 437 (1984)
41. Condon, R.E., Bartlett, J.G., Greenlee, H., Schulte, W.J., Ochi, S., Abbe, R. Caruana, J.A., Gordon, H.E., Horsley, J.S., Irvin, G.III, Johnson, W., Jordan, P.Jr., Keitzer, W.F., Lempke, R., Read, R.C., Schumer, W., Schwartz, M., Storm, K. and Vetto, R.M.: Efficacy of oral and

systemic antibiotic prophylaxis in colorectal operations Arch. Surg. 118:496 (1983)

42. Conil, J.M., Richard, J.P., Chatillon, C., Antonini, A., Sarramon, J.P., Elman, B. et Rischmann, P.: Antibioprophylaxie par la nétilmicine des infections urinaires après chirurgie endoscopique en urologie. Cah. Anesthésiol. 33:583 (1985)

43. Corder, A.P., Bates, T., Prior, J.E., Harrison, M. and Donaldson, P.J.: Metronidazole v. cefoxitin in severe appendicitis - a trial to compare a single intraoperative dose of two antibiotics given intravenously. Postgrad. Med. J. 59:720 (1983)

44. Crosthwaite, A.H., Hurse, A.B., McDonald, I.A., Miles, H.M. and Pavillard, E.R.: Single dose tinidazole prophylaxis in hysterectomy. Aust NZ J. Obstet. Gynaec. 25:55 (1985)

45. Croton, R.S., Sykes, D., Treanor, J., Wake, P., Green, H.T., Knowles, M.A. and Eilon, L.A.: The evaluation of cefuroxime in the prevention of postoperative infection. Postgr. Med. J. 57:363 (1981)

46. Cruse, P.J.E.: Incidence of surgical wound infection on the surgicall services. Surg. Clin. N. Am. 55:1269 (1975).

47. Cruse, P.J.E.: Infection Surveillance: Identifying the problems and the high-risk patient. South. Med. J. 70 Suppl. 1:4 (1977)

48. Cruse, P.J.E. and Foord, R.R.N.: The epidemiology of wound infection. A 10 year prospective study of 62 939 wounds. Surg. Clin. N. Am. 60:27 (1980)

49. Dasco, C.C., Luterman, A. and Curreri, P.W.: Systemic antibiotic treatment in burned patients. Surg. Clin. North Am. 67:57 (1987)

50. Davis, J.M., Wolff, B., Cunningham, Th.F., Drusin, L. and Dineen, P.: Delayed wound infection. An 11-year survey. Arch. Surg. 117:113 (1982)

51. Day, T.K.: Controlled trial of prophylactic antibiotics in minor wounds requiring suture. Lancet 1174 (1975)

52. Dempsey, R., Rapp, R.P., Young, B., Johnston, S. and Tibbs, P.: Prophylactic parenteral antibiotics in clean neurosurgical procedures: a review. J. Neurosurg. 69:52 (1988)

53. Donovan, I.A., Ellis, D., Gatehouse, D., Little, G., Grimley, R., Armistead, S., Keighley, M.R.B. and Strachan, C.J.L.: One-dose antibiotic prophylaxis against wound infection after appendicectomy: a randomized trial of clindamycin, cefazolin sodium and a placebo. Br. J. Surg. 66:193 (1979)

54. Drumm, J., Donovan, I.A., Wise, R. and Lowe, P.: Metronidazole and augmentin in the prevention of sepsis after appendicectomy. Br. J. Surg. 72:571 (1985)

55. Elke, R., Widmer, M., Gerber, H., Trippel, M. and Gruber, U.F.: Mezlocillin single-dose prophylaxis in biliary tract surgery. Eur. Surg. Res. 15:297 (1983)

56. Elliott, D.W.: Prevention of sepsis in biliary surgery, in S. Karran's Controversies in Surgical Sepsis, p 286. Praeger Publishers, Eastbourne-New York, 1980

57. Fabian, T.C., Hoefling, S.J., Strom, P.R. and Stone, H.H.: Use of anti-biotic prophylaxis in penetrating abdominal trauma. Clin. Ther. 5 Suppl.A : 38 (1982)

58. Fabian, T.C., Mangiante, E.C. and Boldreghini, S.J.: Prophylactic anti-biotics for elective colorectal surgery or operation for obstruction of the small bowel: a comparison of cefonicid and cefoxitin. Rev. Infect. Dis. 6 Suppl.4 : 896 (1984)

59. Farber, B.F. and Wenzel, R.P.: Postoperative wound infection rates: Results of prospective statewide surveillance. Am J. Surg. 140 : 343 (1980)

60. Farrington, M., Webster, M., Fenn, A. and Phillips, I.: Study of cardio-thoracic wound infection at St. Thomas´ Hospital. Br. J. Surg. 72 : 759 (1985)

61. Finkelstein, L.H., Arsht, D.B., Manfrey, S.J. and Childs, S.: Ceftriaxo-ne in the prevention of postoperative infection in patients undergoing transurethral resection of the prostate. Am. J. Surg. 148 Suppl. :19 (1984)

62. Foster, M.C., Morris, D.L., Legan, C., Kapila, L. and Slack, R.C.B.: Perioperative prophylaxis with sublactam and ampicillin compared with metronidazole and cefotaxime in the prevention of wound indec-tion in children undergoing appendectomy. J Pediatric Surg. 22 : 869 (1987)

63. Fowler, J.E.Jr.: Re: Bacteriology of branched renal calculi and accom-panying urinary tract infection. J. Urol. 133 : 292 (1985)

64. Gall, S.A. and Hill, G.B.: Single-dose versus multiple-dose piperacillin prophylaxis in primary cesarean operation. Am. J. Obstet. Gynecol. 157 : 502 (1987)

65. Galland, R.B., Karlowski, T., Midwood, C.J., Madden, M.V. and Car-malt, H.: Topical antiseptics in addition to preoperative antibiotics in preventing post-appendectomy wound infections. Ann. Royal Coll. Surg. England 65 : 397 (1983)

66. Ganesh, V., Apuzzio, J.J., Dispenziere, B., Patel, K., Bergen, B. and Louria, B.: Single-dose trimethoprim-sulfamethoxazole prophylaxis for cesarean section. Am. J. Obstet. Gynecol. 154 : 1113 (1986)

67. Gatehouse, D., Dimock, F., Burdon, D.W., Alexander-Williams, J. and Keighley, M.R.B.: Prediction of wound sepsis following gastric opera-tions. Br. J. Surg. 65 : 551 (1978)

68. Gatell, J.M., Garcia, S., Lozano, L., Soriano, E., Ramon, R. and Garcia SanMiguel, J.: Perioperative cefamandole prophylaxis against infec-tions. J. Bone Joint Surg. 69A : 1189 (1987)

69. Gattegno, B., Dujon, A., Ansquer, J.C., Tenaillon, M., Coloby, P., Scetbon, V. et Thibault, Ph.: Antibiothérapie prophylactique et résec-tion endoscopique de prostate. Etude randomisée chez 47 patients. J. Urologie 88 : 159 (1982)

70. Geraghty, J. and Feely, M.: Antibiotic prophylaxis in neurosurgery. A randomized controlled trial. J. Neurosurg. 60 : 724 (1984)

71. Geroulanos, S., Oxelbark, S., Donfried, B., Recker, F. and Turina, M.: Antimicrobial prophylaxis in cardiovascular surgery. Thorac. Cardiovasc. Surgeon 35 : 199 (1987)

72. Giercksky, K.-E., Danielsen, S., Garberg, O., Grüner, O.P.N., Holter, O., Johnson, J.A., Nygaard, K., Ofstad, E., Stadaas, J. and Viddal, K.O.: A single dose tinidazole and doxycycline prophylaxis in elective surgery of colon and rectum. A prospective controlled clinical multicenter study. Ann. Surg. 195 : 227 (1982)

73. Giercksky, K.-E., Danielsen, S., Garberg, O., Hognestad, J., Johnson, J.A., Krogset, O., Leidal, O., Lien, E., Skarstein, A., Smehaug, J., Stadaas, J., Uggerud, R. and Viddal, K.O.: Single dose pre-operative antimicrobial prophylaxis in abdominal operations. J. Antimicrobial Chemother. 10 Suppl. A : 123 (1982)

74. Gledhill, T., Odurny, A. and Weaver, P.C.: A controlled study of single dosage cefamandole in the prophylaxis of wound infections in appendicectomy. Surg. Gyn. Obstet. 156 : 295 (1983)

75. Gonik, B.: Single- versus three-dose cefotaxime prophylaxis for cesarean section. Obstet. Gynecol. 65 : 189 (1985)

76. Gottrup, F.: Prophylactic metronidazole in prevention of infection after appendicectomy: report of a double-blind trial. Acta chir. scand. 146 : 133 (1980)

77. Grabe, M. and Hellsten, S.: Long-term follow-up after transurethral prostatic resection with or without a short peri-operative antibiotic course. Br. J. Urol. 57 : 444 (1985)

78. Green, J.W. and Wenzel, R.P.: Postoperative wound infection. Ann. Surg. 185 : 264 (1977)

79. Greenall, M.J., Atkinson, J.E., Evans, M. and Pollock, A.V.: Single dose antibiotic prophylaxis of surgical wound sepsis: which route of administration is best? A controlled clinical trial of intraincisional against intravenous cephaloridine. J. Antimicrobial Chemother. 7 : 223 (1981)

80. Griffiths, D.A., Shorey, B.A., Simpson, R.A., Speller, D.C.E. and Williams, N.B.: Single dose preoperative antibiotic prophylaxis in gastrointestinal surgery. Lancet ii : 325 (1976)

81. Grimes, D.A., Schulz, K.F. and Cates, W.Jr.: Prophylactic antibiotics for curettage abortion. Am J. Obstet. Gynecol. 150 : 689 (1984)

82. Grossman, J.A.I., Adams, J.P. and Kunec, J.: Prophylactic antibiotics in simple hand lacerations. JAMA 245 : 1055 (1981)

83. Guntheroth, W.G.: How important are dental procedures as a cause of infective endocarditis? Am. J. Cardiol. 54 : 797 (1984)

84. Hambraeus, A.: A microbiologist's view on perioperative hygiene and prophylactic antibiotic treatment. Acta Chir. Scand. 538 Suppl. : 96 (1987)

85. Hamod, K.A., Spence, M.R., Rosenhein, N.B. and Dillon, M.B.: Single-dose and multidose prophylaxis in vaginal hysterectomy: a comparison of sodium cephalothin and metronidazole. Am. J. Obstet. Gynecol. 136 : 976 (1980)

86. Hancke, E., Marklein, G., Jensen, J.C., Voigt, U., Stute, H. und Berker-von-Schlichting, C.: Antimikrobielle Chemoprophylaxe bei colorectalen Eingriffen: Parenterale Einmalgabe bei Operationsbeginn ausreichend. Chirurg 57: 406 (1986)

87. Hares, M.M., Hegarty, M.A., Warlow, J., Malins, D, Youngs, D., Bentley, S., Burdon, D.W. and Keighley, M.R.B.: A controlled trial to compare systemic and intra-incisional cefuroxime prophylaxis in high risk gastric surgery. Br. J. Surg. 68: 276 (1981)

88. Hargreave, T.B., Gould, J.C., Kinninmonth, A.W.G., Jeffrey, R.R., Varma, J.S., Macintyre, C.C.A., Elton, R.A. and Chisholm, G.D.: A randomized trial of 48 hours of prophylactic cefotaxime versus single dose in transurethral prostatic surgery. J. Antimicrob. Chemother. 14 Suppl.B: 263 (1984)

89. Harnoss, B.-M., Hirner, A., Dibbelt, H., Häring, R., Rodloff, R. and Lode, H.: Preoperative antibiotic prophylaxis in bile-duct interventions: results of two prospective randomized studies. Chemotherapy 33: 301 (1987)

90. Haverkorn, M.J.: A comparison of single-dose and multi-dose metronidazole prophylaxis for hysterectomy. J. Hosp. Infect. 9: 249 (1987)

91. Hawrylyshyn, P.A., Bernstein, P. and Papsin, F.R.: Short-term antibiotic prophylaxis in high-risk patients following cesarean section. Am. J. Obstet. Gynecol. 145: 285 (1983)

92. Heilmann, L. und Tauber, P.F.: Kurzzeitprophylaxe mit Cefoxitin beim Kaiserschnitt. Geburtsh. Frauenheilk. 44: 792 (1984)

93. Heisterberg, L. and Petersen, K.: Metronidazole prophylaxis in elective first trimester abortion. Obstet. Gynecol. 65: 371 (1985)

94. Hemsell, D.L., Heard, M.L., Nobles, B.J. and Hemsell, P.G.: Single-dose cefoxitin prophylaxis for premenopausal women undergoing vaginal hysterectomy. Obstet. Gynecol. 63: 285 (1984)

95. Hemsell, D.L., Menon, M.O. and Friedman, A.J.: Ceftriaxone or cefazolin prophylaxis for the prevention of infection after vaginal hysterectomy. Am. J. Surg. 148 Suppl.: 22 (1984)

96. Hemsell, D.L., Hemsell, P.G. and Nobles, B.J.: Doxycycline and cefamandole prophylaxis for premenopausal women undergoing vaginal Hysterectomy. Surg. Gynecol. Obstet. 161: 462 (1985)

97. Hemsell, D.L., Hemsell, P.G., Heard, M.L. and Nobles, B.J.: Preoperative cefoxitin prophylaxis for elective abdominal hysterectomy. Am. J. Obstet. Gynecol. 153: 225 (1985)

98. Hemsell, D.L., Heard, M.C., Nobles, B.J., Bawdon, R.E. and Hemsell, P.G.: Single-dose prophylaxis for vaginal and abdominal hysterectomy. Am. J. Obstet. Gynecol. 157: 498 (1987)

99. Heydemann, J.S. and Nelson, C.L.: Short-term preventive antibiotics. Clin. Orthop. Related Res. 205: 184 (1986)

100. Higgins, A.F., Lewis, A., Noone, P. and Hole, M.L.: Single and multiple dose cotrimoxazole and metronidazole in colorectal surgery. Br. J. Surg. 67: 90 (1980)

101. Hobbiss, J.H., Carr, N.D. and Schofield, P.F.: Are we using the correct dose of metronidazole in colorectal surgery? J. Royal Soc. Med. 81 : 95 (1988)
102. Hood, F.J.C.: The place of metronidazole in the treatment of acute oro-facial infection. J. Antimicrob. Chemother. 4 Suppl.C : 71 (1978)
103. Horeyseck, G., Syring, J., Mönnich, D. und Prinz, H.; Postoperative Wundinfektion in der Chirurgie - eine prospektive Studie. Akt. Chir. 23 : 14 (1988)
104. Hoy, W.E., Kissel, S.M., Freeman, R.B. and Sterling, W.A.: Altered patterns of posttransplant urinary tract infections associated with peri-operative antibiotics and curtailed catheterization. Am. J. Kidney Dis. 6 : 212 (1985)
105. Hughes, E.S.R., Hardy, K.J., Cuthbertson, A.M and Rubbo, S.D.: Chemoprophylaxisin large bowel surgery. 1. Effect of intravenous administration of penicillin on incidence of postoperative infection. Med. J. Austr. 305 (1970)
106. Ilgenfritz, F.M. and Jordan, F.T.: Microbiological monitoring of aortic aneurysm wall and contents during aneurysmectomy. Arch. Surg. 123 : 506 (1988)
107. Ireland, D., Tacchi, D. and Bint, A.J.: Effect of single-dose prophylaxis co-trimoxazole on the incidence of gynaecological postoperative urinary tract infection. Br. J. obstet. Gynaec. 89 : 578 (1982)
108. Jaffe, R., Altaras, M., Cohen, I. and Ben-Aderet, N.: Single-dose mezlocillin prophylaxis in emergency cesarean section. Clin. Ther. 7 : 507 (1985)
109. Jaffe, R., Altaras, M., Fejgin, M. and Ben-Aderet, N.: Prophylactic single-dose co-trimoxazole for prevention of urinary tract infection after abdominal hysterectomy. Chemotherapy 31 : 479 (1985)
110. Jaffe, R., Altaras, M., Loebel, R. and Ben-Aderet, N.: Single- versus multiple-dose mezlocillin prophylaxis in emergency cesarean section. Chemotherapy 32 : 173 (1986)
111. Jagelman, D.G., Fazio, V.W., Lavery, I.C., Weakley, F.L. and Tusek, D.: Single-dose piperacillin versus cefoxitin combined with 10 percent mannitol bowel preparation as prophylaxis in elective colorectal operations. Am. J. Surg. 154 : 478 (1987)
112. Jakobi, P., Weissman, A., Zimmer, E.Z. and Paldi, E.: Single-dose cefazolin prophylaxis for cesarean section. Am J. Obstet. Gynecol. 158 : 1049 (1988)
113. Jakobsen, J., Andersen, J.C. and Klausen, I.C.: Beta-haemolytic streptococci in acute appendicitis. Acta Chir. Scand. 154 : 301 (1988)
114. Janssens, D., Peeters, N., Snauwaert, E. and Cattersel, B.: Tinidazole in the prevention of post-operative wound infection after hysterectomy. J. Antimicrob. Chemother. 10 Suppl.A : 87 (1982)
115. Järvinen, H., Renkonen, O.-V. and Palmu, A.: Antibiotics in acute cholecystitis. Ann. Clin. Res. 10 : 247 (1978)
116. Johnson, D.P.: Antibiotic prophylaxis in arthroplasty of the knee. J. Bone Joint Surg. 69B : 787 (1987)

117. Johnson, J.T.: Prophylaxis in surgical procedures. Am. J. Otolaryngol. 4 : 433 (1983)
118. Johnson, J.T. and Yu, V.L.: Antibiotic use during major head and neck surgery. Ann. Surg. 207 : 108 (1988)
119. Juul, P., Klaarborg, K.E. and Kronborg, O.: Single or multiple dose of metronidazole and ampicillin in elective colorectal surgery. A randomized trial. Dis. Col. Rect. 30 : 526 (1987)
120. Kaiser, A.B., Clayson, K.R., Mulherin, J.L., Roach, A.C., Allen, T.R., Edwards, W.H. and Dale, W.A.: Antibiotic prophylaxis in vascular surgery. Ann. Surg. 188 : 283 (1978)
121. Karhunen, M., Koskela, O. and Hannelin, M.: Single dose of tinidazole in prophylaxis of infections following hysterectomy. Br. J. Obstet. Gynaec. 87 : 7 (1980)
122. Karhunen, M., Koskela, O. and Hällström, K.: Single dose of tinidazole in prophylaxis of infections following vaginal surgery J. Antimicrob. Chemother. 8 : 283 (1981)
123. Karran, S., Moore, P.L., Goh, H. and Papchristodoulou, A.J.: Three year experience with single dose cephalosporin prophylaxis in biliary surgery, in St. Karran´s Controversies in Surgical Sepsis, pp. 293. Praeger Publishers, Eastbourne - New York, 1980
124. Karran, S., Papachristodoulou, A.J., Moore, L. and Goh, H.: Single dose chemoprophylaxis in 500 biliary operations. Eur. Surg. Res. 12 Suppl. : 88 (1980)
125. Karran, S.J., Tasker, G., Walmsley, B.H., McDonald, P. and de la Hunt, M.: Multicentre confirmation of the value of single dose antibiotic prophylaxis in elective biliary surgery. Eur. Surg. Res. 15 (Suppl. 1) : 66 (1983)
126. Keighley, M.R.B., Eastwood, D., Clements, D., Clarke, P. and Burdon, D.W.: Measurement of gastric juice pH should not be used for selecting high risk patients requiring antibiotic prophylaxis i n gastric surgery. J. Hosp. Infect. 3 : 137 (1982)
127. Keighley, M.R.B.: Infection: prophylaxis. Br. Med. Bulletin 44 : 374 (1988)
128. Kellum, J.M., Gargano, S., Gorbach, S.L., Talcof, C., Curtis, L.E., Weiner, B., McCoobery, M., Tan, J.S., Kelly, Th., Wagner, D., Starks, M., File, Th.M. and Gillis, S.: Antibiotic prophylaxis in high-risk biliary operations: multicenter trial of single preoperative ceftriaxone versus multidose cefazolin. Am. J. Surg. 148 Suppl. : 15 (1984)
129. Khan, M.S., Begg, H.B., Frampton, J. and Hughes, T.B.: A comparative study of the prophylactic effect of one dose and two dose intravenous metronidazole therapy in gynaecological surgery. Scand. J. Infect. Dis., Suppl. 26 : 115 (1980)
130. Kling, P.-A., Holmlund, D. and Burman, L.G.: Prevention of post-operative infection in appendicectomy by single dose intravenous metronidazole. Acta Chir. Scand. : 151 : 73 (1985)
131. Knighton, D.R., Halliday, B. and Hunt, Th.K.: Oxygen as an antibiotic.

A comparison of the effects of inspired oxygen concentration and antibiotic administration on in vivo bacterial clearance. Arch Surg. 121 : 191 (1986)

132. Kortelainen, P., Huttunen, R., Kairaluoma, M.I., Mokka, R.E., Laitinen, S. and Larmi, T.K.I.: Single-dose intra-rectal metronidazole prophylaxis against wound infection after appendectomy. Am. J. Surg. 143 : 244 (1982)

133. Krohn, K.: Investigation of the prophylactic effect of tinidazole on the postoperative infection rate of patients undergoing vacuum aspiration. Scand. J. Infect. Dis. 26 Suppl. : 101 (1981)

134. Krohn, K.T.: Effect of prophylactic administration of sublactam/ ampicillin on the rate of postoperative endometritis after first-trimester abortion. Rev. Infect. Dis. 8 Suppl.5 : 576 (1986)

135. Krukowski, Z.H., Stewart, M.P.M., Alsayer, H.M. and Matheson, N.A.: Infection after abdominal surgery: five year prospective study. Br. Med. J. 288 : 278 (1984)

136. Kvale, P.A., Ragna, V.R., Kopacz, M., Cox, F., Magilligan, D.J. and Davila, J.C.: Pulmonary resection. South. Med J. 70 Suppl.1 : 64 (1977)

137. Lahtinen, J., Alhava, E.M., Katila, M.L. and Pääkkönen, M.: Prophylactic antibiotics for acute cholecystitis treated by early surgery, a double-blind, controlled trial. Proc. 13th Int. Congr. Chemotherapy, Vienna 1983 SE 7.19/1 part 68

138. Lau, W.Y., Fan, S.T., Yiu, T.F., Poon, G.P. and Wong, S.H.: Prophylaxis of postappendectomy sepsis by metronidazole and cefotaxime; a randomized, prospective and double blind trial. Br. J. Surg. 70 : 670 (1983)

139. Lau, W.Y., Teoh-Chan, C.H., Fan, S.T., Yam, W.C., Lau, K.F. and Wong, S.H.: The bacteriology and septic complication of patients with appendicitis. Ann. Surg. 200 : 576 (1984)

140. Lau, W.Y., Fan, S.T., Chu, K.W., Suen, H.C., Yiu, T.F. and Wong, K.K.: Randomized, prospective, and double-blind trial of new beta-lactams in the treatment of appendicitis. Antimicrob. Agents Chenother. 28 : 639 (1985)

141. Lau, W.Y., Fan, S.T., Chu, K.W., Yip, W.C., Yiu, T.F., Yeuung, C. and Wong, K.K.: Cefoxitin versus gentamicin and metronidazolen prevention of post-appendicectomy sepsis: a randomized, prospective trial. J. Antimicrob. Chemother. 18 : 613 (1986)

142. Lavery, J.P., Huang, K.C., Koontz, W.L., Reinstine, J., Marcell, C. and Rosenberg, N.: Mezlocillin prophylaxis against infection after cesarean section: a comparison of techniques. South. Med. J. 79 : 1248 (1986)

143. Lazorthes, F., Legrand, G., Monrozies, X., Fretigny, E., Pugnet, G. Cordova, J.A., Vergnes, D. and Enjalbert, L.: Comparison between oral and systemic antibiotics and their combined use for the prevention of complications in colorectal surgery. Dis. Colon Rect. 25 : 309 (1982)

144. Leigh, D.A., Pease, R., Henderson, H., Simmons, K. and Russ, R.: Prophylactic lincomycin in the prevention of wound infection following appendicectomy: a double blind study. Br. J. Surg. 63 : 973 (1976)

145. Leigh, D.A.: Indications for antibiotic prophylaxis and treatment in patients undergoing appendicectomy. J. Antimicrob. Chemother. 4 Suppl.C : 15 (1978)

146. Lett, W.J., Ansbacher, R., Davison, B.L. and Otterson, W.N.: Prophylactic antibiotics for women undergoing vaginal hysterectomy. J. Reprod. Med. 19 : 51 (1977)

147. Lewi, H., Hales, D.S.M., Dunsmuir, R., Wright, P.A., Sleigh, J.D. and Scott, R.: Netilmicin sulfate prophylaxis in the surgical treatment of renal stones. Surg. Gynec. Obstet. 159 : 357 (1984)

148. Lewis, R.T., Allan, C.M., Goodall, R.G., Marien, B., Park, M., Lloyd-Smith, W. and Wiegand, F.M.: A single preoperative dose of cefazolin prevents postoperative sepsis in high-risk biliary surgery. Can. J. Surg. 27 : 44 (1984)

149. Lewis, R.T., Goodall, R.G., Marien, B., Park, M., Lloyd-Smith, W. and Wiegand, F.M.: Biliary bacteria, antibiotic use, and wound infection in surgery of the gallbladder and common bile duct. Arch. Surg. 122 : 44 (1987)

150. Ljungqvist, U.: Wound sepsis after clean operations. Lancet 1095 (1964)

151. Lohr, J., Wagner, P.K. und Rothmund, M.: Perioperative Antibiotikaprophylaxe (Einmal- oder Mehrfachgabe) bei elektiven colorectalen Eingriffen. Chirurg 55 : 512 (1984)

152. Lord, J.W., Rossi, G. and Daliana, M.: Intraoperative antibiotic wound lavage. An attempt to eliminate postoperative infection in arterial clean general surgical procedures. Ann. Surg. 185 : 634 (1977)

153. Lüscher, K.P. und Brühwiler, H.: Perioperative Antibiotikaprophylaxe bei Hysterektomien. Prospektive randomisierte Studie zur Wirksamkeit einer Einmaldosis von Ceftriaxon. Schweiz. Rundschau Med. 74 : 593 (1985)

154. Maki, D.G., Lammers, J.L. and Aughey, D.R.: Comparative studies of multiple-dose vs. single-dose cefonicid for surgical prophylaxis in patients undergoing biliary tract operations or hysterectomy. Rev. Infec. Dis. 6 Suppl.4 : 887 (1984)

155. Malinverni, R., Overholser, D., Bille, J. and Glauser, M.P.: Antibiotic prophylaxis of experimental endocarditis after dental extractions. Circulation 77 : 182 (1988)

156. Mathews, D.D., Ross, H. and Cooper, J.: A double-blind trial of single-dose chemoprophylaxis with co-trimoxazole during total abdominal hysterectomy. Br. J. Obstet. Gynaec. 84 : 894 (1977)

157. Mathews, D.D., Agarwal, V., Gordon, A.M. and Cooper, J.: A double-blind trial of single-dose chemoprophylaxis with co-trimoxazole during vaginal hysterectomy and repair. Br. J. Obstet. Gynaec. 86 : 737 (1979)

158. McEntee, G.P., McPhail, S., Mulvin, D. and Thomson, R.W.: Single dose antibiotic prophylaxis in high risk patients undergoing transurethral prostatectomy. Br. J. Surg. 74 : 192 (1987)

159. McGregor, J.A., French, J.I. and Makowski, E.: Single-dose cefotetan versus multidose for prophylaxis in cesarean section in high-riskpatients. Am. J. Obstet. Gynecol. 154 : 955 (1986)

160. McIntosh, G.S., Jacob, G., Townell, N.H. and Noone, P.: Prevention of post-appendicectomy sepsis by mezlocillin and metronidazole: a prospective, randomized, double-blind trial. J. Antimicrob. Chemother. 14 : 537 (1984)

161. Mendel, V., Jung, D., Scholz, H.-Ch. und Heymann, H.: Die One-Shot-Prophylaxe in der elektiven Kolonchirurgie. Einfluss von Pharmakokinetik und Wirkungsspektrum. Helv. Chir. Acta 53 : 351 (1986)

162. Mendelson, J., Portnoy, J., de Saint Victor, J.R. and Gelfand, M.M.: Effect of single and multidose cephradine prophylaxis on infectious morbidity of vaginal hysterectomy. Obstet. Gynec. 53 : 31 (1979)

163. Migliori, R.J. and Simmons, R.L.: Infection prophylaxis after organ transplantation. Transplant. Proc. 20 : 395 (1988)

164. Millar, M.R., Inglis, T., Ewing, R., Clark, C., Williams, R.E. and Lacey, R.W.: Double-blind study comparing aztreonam with placebo for prophylaxis of infection following prostatic surgery. Br. J. Urol. 60 : 345 (1987)

165. Mindermann, Th. und Gruber, U.F.: Bei welchen Operationen wird eine Antibiotika-Prophylaxe mit nur einer Dosis durchgeführt? Ergebnisse einer Umfrage unter allgemein-chirurgischen Chefärzten der deutschsprachigen Schweiz. Fortschr. Med. 102 : 253 (1984)

166. Mitchell, D.A. and Morris, T.A.: Tinidazole or pivampicillin in third molar surgery. Int. J. Oral Maxillofac. Surg. 16 : 171 (1987)

167. Mitchell, N.J., Evans, D.S. and Pollock, D.: Pre-operation single-dose cefuroxime antimicrobial prophylaxis with and without metronidazole in elective gastrointestinal surgery. J. Antimicrob. Chemother. 6 : 393 (1980)

168. Mitchell, N.J., Evans, D.S. and Pollock, D.: Single dose metronidazole with and without cefuroxime in elective colorectal surgery. Br. J. Surg. 70 : 668 (1983)

169. Mittermayer, H., Gross, Ch. and Brücke, P.: Single dose cefuroxime / metronidazole versus metronidazole alone in elective colorectal surgery. Am. Surgeon 50 : 418 (1984)

170. Moir-Bussy, B.R., Hutton, R.M. and Thompson, J.R.: Wound infection after cesarean section. J. Hosp. Infect. 5 : 359 (1984)

171. Montague, D.K.: Periprosthetic infections. J. Urol. 138 : 68 (1987)

172. Morran, C., McNaught, W. and McArdle, C.S.: Prophylactic co-trimoxazole in biliary surgery. Br. Med. J. 2 : 462 (1978)

173. Morran, C.G., Thomson, G., White, A., McNaught, W., Smith, D.C. and McArdle, C.S.: Wound sepsis after low risk elective cholecystectomy: the effect of cefuroxime. Br. J. Surg. 71 : 540 (1984)

110

174. Morris, D.L., Young, D., Burdon, D.W. and Keighley M.R.B.: Prospective randomized trial of single dose cefuroxime against mezlocillin in elective gastric surgery. J. Hosp. Infect. 5 : 200 (1984)
175. Mouquet, C., Fusciardi, J., Stoupak, M.P., Vallancien, G., Jarlier, V., Chatelain, C., Grosset, J. et Viars, P.: Chirurgie transuréthrale et infection urinaire persistante: effet d´une dose unique préopératoire de céfuroxime. Pathol. Biol. 35 : 1243 (1987)
176. Mourot, N., Ghesquière, F., Leveque, C., Laroussinie, G., Viars, P., Chigot, J.P. et Mercadier, M.: Complications pariétales après cholécystectomie. Intérêt d´une antbiothérapie prophylactique par la céfazoline. Sem. Hôp. Paris 57 : 909 (1981)
177. Murray, W.R. and Bradley, J.A.: Antibiotic prophylaxis in elective biliary surgery. Res. Clin. Forums 5 : 97 (1984)
178. Muscroft, T.J. and Deane, S.A.: Prevention of sepsis in gastroesophageal surgery. World J. Surg. 6 : 293 (1982)
179. Neftel, K., Müller, M., Hauser, S., Wälti, M., Spengler, H. and De Weck, A.: Wie atoxisch sind Penicilline? Editorial. Schweiz. Med. Wschr. 113 : 446 (1983)
180. Norwegian study group for colorectal surgery, the: Should antimicrobial prophylaxis in colorectal surgery include agents effective against both anaerobic and aerobic microorganisms? A double-blind, multicenter study. Surgery 97 : 402 (1985)
181. Oakley, C and Somerville, W.: Prevention of infective endocarditis. Br. Heart J. 45 : 233 (1981)
182. Olson, M., O´Connor, M. and Schwartz, M.L.: Surgical wound infections. A 5-year prospective study of 20,193 wounds at the Minneapolis VA Medical Center. Ann. Surg. 199 : 253 (1984)
183. Pääkkönen, M., Mononen, P. and Kostiainen, S.: The value of a single intravenous dose of metronidazole as prophylaxis against wound infection after appendicectomy. Ann. Chir. Gynaec. 71 : 137 (1982)
184. Padilla, S.L., Spence, M.R. and Beauchamp, P.J.: Single-dose ampicillin for cesarean section prophylaxis. Obstet. Gynecol. 61 : 463 (1983)
185. Papachristodoulou, A.J., Mackenzie, A., Norman, J. and Karran, S.J.: Single dose cephazolin prophylaxis in biliary tract surgery. J. Roy. Coll. Surg. Edinburgh 23 : 178 (1978)
186. Pazur, M., Schönwald, S., Skrabalo, L. and Brlic, V.: Prophylactic use of cefotaxim in gastric surgery. Proc. 13th Int. Congr. Chemotherapy, Vienna 1983
187. Periti, P., Mazzei, T., Lamanna, S. and Mini, E.: Single-dose ceftriaxone versus multi-dose cefotaxime as short-term antimicrobial prophylaxis in urologic surgery. Preliminary results of a multicenter prospective randomized study. Chemiotherapia 3 : 295 (1984)
188. Periti, P., Mazzei, T., Lamanna, S. and Mini, E.: Single-dose ceftriaxone versus multi-dose cefotaxime antimicrobial prophylaxis in gynecologic and obstetrical surgery. Preliminary results of a multicenter prospective randomized study. Chemiotherapia 3 : 299 (1984)

189. Periti, P., Mazzei, T., Orlandini, F. and Mini, E.: Comparison of the antimicrobial efficacy of cefotaxime and cephazolin in obstetric and gynaecological surgery. A randomized multicentre study. Drugs 35 Suppl.2:133 (1988)

190. Polk, R.E., Mayhall, C.G., Smith, J., Hall, G., Kline, B.J., Swensson, E. and Haynes, B.W.: Gentamicin and tobramycin penetration into burn eschar. Arch. Surg. 118:295 (1983)

191. Portnoy, J., Kagan, E., Gordon, P.H. and Mendelson, J.: Prophylactic antibiotics in elective colorectal surgery. Dis. Colon Rect. 26 : 310 (1983)

192. Qvist, N., Christiansen, H.M. and Ehlers, D.: Prophylactic antibiotics in transurethral prostatectomy. Urol. Res. 12:275 (1984)

193. Radda, T.M., Grasl, M.M. and Gnad, H.D.: Perioperative prevention of infection in ophthalmic surgery. Antibiot. Chemother. 33 : 184 (1985)

194. Raine, C.H., Bartzokas, C.A., Corkill, J.E., Li, L.K.C. and Stell, P.M.: Evaluation of microbial pathogens and patients at greatest risk of infection in head and neck surgery. Clin. Otolaryngol. 7:138 (1982)

195. Ransjö, U., Asplund, O.A., Gylbert, L. and Jurell, G.: Bacteria in the female breast. Scand. J. Plast. Reconstr. Surg. 19:87 (1985)

196. Rapp, R.P., Connors, J.E., Hager, W.D., Donaldson, E.S. and van Nagell, J.R.Jr.: Comparison of single-dose moxalactam and a three-dose regimen of cefoxitin for prophylaxis in vaginal hysterectomy. Clin. Pharmacy 5:988 (1986)

197. Roland, M., Bergan, T., Andenæs, K., Bjerkeset, T., Brabrand, G., Erichsen, H., Flørenes, T., Garberg, O., Glauer, H., Holter, O., Hofft Kierulf, K., Kufaas, J., Liavæs, K., Bjerkeset, T., Brabrand, G., Erichsen, H., Flørenes, T., Garberg, O., Glauer, H., Holter, O., Hofft Kierulf, K., Kufaas, J., Liavåg, I., Moen, O.Ø., Odland, G., Rosseland, A., Salkowitsch, B., Solhaug, J.H., Stordahl, A., Søreide, O., Thorsen, G., Trønnes, S., Vangdal, M., Wiig, J.N., Ødegård, O. and Spada, L.: Prophylactic regimens in colorectal surgery. Comparison between metronidazole used alone or in combination with either ampicillin or doxycycline. Scand. J. Gastroent. 19 Suppl.90:37 (1984)

198. Ronconi, P., Gui, D, Nanni, G e Pittiruti, M.: La profilassi monodose con ceftriaxone in chirurgia addominale studio prospettivo e controllato. Chir. e Pat. Sper. 31:125 (1983)

199. Rosenhein, N.B., Ruth, J.C., Villar, J., Grumbine, F.B., Dillon, M.B. and Spence, M.R.: A prospective randomized study of doxycyclin as a prophylactic antibiotic in patients undergoing radical hysterectomy. Gynecol. Oncol. 15:201 (1983)

200. Roy, S. and Wilkins, J.: Single-dose cefotaxime versus 3 to 5 dose cefoxitin for prophylaxis of vaginal or abdominal hysterectomy. J. Antimicrob. Chemother. 14 Suppl.B:217 (1984)

201. Rubenson, A. and Rosetzky, A.: Single dose prophylaxis with metronidazole in infants during abdominal surgery: a pharmacokinetic study. Eur. J. Pharmacol. 29:625 (1986)

202. Rubinstein, E., Triester, G., Avni, I. and Schwartzkopf, R.: The intra-vitreal penetration of cefotaxime in man following systemic and subconjunctival administration. Ophthalmology 94 : 30 (1987)

203. Sacks, Th.: Prophylactic antibiotics in traumatic wounds. J. Hosp. Infect. 11 Suppl.A : 251 (1988)

204. Saltzman, D.H., Eron, L.J., Kay, H.H. and Sites, J.G.: Single-dose antibiotic prophylaxis in high-risk patients undergoing cesarean section. Obstet. Gynecol. 65 : 655 (1985)

205. Saltzman, D.H., Eron, L.J., Tuomala, R.E., Protomastro, L.J. and Sites, J.G.: Single-dose antibiotic prophylaxis in high-risk patients undergoing cesarean section. A comparative trial. J. Reprod. Med. 31 : 709 (1986)

206. Sanderson, P.J.: The choice between prophylactic agents for orthopaedic surgery. J. Hosp. Infect. 11 Suppl.C : 57 (1988)

207. Saravolatz, L.D., Lee, C. and Drukker, B.: Comparison of intravenous administration with intrauterine irrigation with ceforanide for non-elective cesarean section. Obstet. Gynecol. 66 : 513 (1985)

208. Savitz, M.H. and Malis, L.I.: Prophylactic clindamycin for neurosurgical patients. N. Y. State J. Med. 76 : 64 (1976)

209. Savitz, M.H. and Katz, S.S.: Prevention of primary wound infection in neurosurgical patients: A 10-year study. Neurosurg. 18 : 685 (1986)

210. Scher, K.S., Scott-Conner, C.E.H. and Montany, P.F.: Effect of cephalosporins on fascial healing after celiotomy. Am. J. Surg. 155 : 361 (1988)

211. Sherlock, D.J., Ward, A. and Holl-Allen, R.T.J.: Combined preoperative antibiotic therapy and intraoperative topical povidone-iodine. Reduction of wound sepsis following emergency appendicectomy. Arch. Surg. 119 : 909 (1984)

212. Siekmann, U., Heilmann, L., Daschner, F. und Bornemann, H.: 1-Dosis-Mezlocillin-Prophylaxe und postoperative Morbidität nach vaginaler Hysterektomie: pharmakokinetische und klinische Ergebnisse. Geburtsh. Frauenheilk. 43 : 20 (1983)

213. Silverman, S.H., Ambrose, N.S., Youngs, D.J., Shepherd, A.F.I., Roberts, A.P. and Keighley, M.R.B.: The effect of peritoneal lavage with tetracycline solution on postoperative infection. Dis. Col. Rect. 29 : 165 (1986)

214. Simchen, E., Stein, H., Sacks, T.G., Shapiro, M. and Michel, J.: Multivariate analysis of determinants of postoperative wound infection in orthopaedic patients. J. Hosp. Infect. 5 : 137 (1984)

215. Sole, G.M., Studley, J.G.N. and Powis, S.J.A.: Postappendicectomy wound sepsis the prophylactic value of metronidazole and cefoxitin. Br. J. Clin. Pract. 36 : 90 (1982)

216. Starr, M.B.: Prophylactic antibiotics for ophthalmic surgery. Survey Ophthalmol. 27 : 353 (1983)

217. Stoll, P.: Effect of prophylactic intravenous ceftriaxone in maxillofacial surgery. Chemotherapy 33 : 291 (1987)

218. Stone, H.H., Hooper, C.A., Kolb, L.D., Geheber, C.E. and Dawkins, E.J.: Antibiotic prophylaxis in gastric, biliary and colonic surgery. Ann. Surg. 184 : 443 (1976)

219. Stone, H.H.: Gastric surgery. South. Med. J. 70 Suppl.1 : 35 (1977)

220. Strachan, C.J.L., Black, J., Powis, S.J.A., Waterworth, T.A., Wise, R., Wilkinson, A.R., Burdon, D.W., Severn, M., Mitra, B. and Norcott, H.: Prophylactic use of cephazolin against wound sepsis after cholecystectomy. Br. Med. J. 1 : 1254 (1977)

221. Strachan, C.J.L.: Current thoughts on staphylococcus epidermidis in vascular surgery. J. Hosp. Infect. 11 Suppl.B : 33 (1988)

222. Stubbs, R.S., Griggs, N.J., Kelleher, J.P., Dickinson, I.K., Moat, N. and Rimmer, D.M.D.: Single dose mezlocillin versus three dose cefuroxime plus metronidazole for the prophylaxis of wound infection after large bowel surgery. J. Hosp. Infect. 9 : 285 (1987)

223. Svaninger, G., Forssell, H., Leth, R., Lind, T., Lundell, L. and Olbe, L.: Antibiotic prophylaxis in high-risk gastric surgery. A prospective, randomized clinical comparison of cefuroxime and doxycycline. Acta Chir. Scand. 153 : 577 (1987)

224. Sykes, D. and Basu, P.K.: Prophylactic use of cefotaxime in elective biliary surgery. J. Antimicrob. Chemother. 14 Suppl.B : 237 (1984)

225. Tanner, W.A., Ali, A.E., Collins, P.G., Fahy, A.M., Lane, B.E. and McCormack, T.: Single dose intra-rectal metronidazole as prophylaxis against wound infection following emergency appendicectomy. Br. J. Surg. 67 : 809 (1980)

226. Tasker, D.G., O´Malley, V., Lewis, P. and Karran, S.J.: Cefotaxime in the prophylaxis of wound infection following cholecystectomy. Proc. 13th Int. Congr. Chemotherapy, Vienna 1983

227. Tassi, P.G., Tarantini, M., Cadenelli, G.P., Gastaldi, A. and Benedetti, M.: Ceftazidime in antibiotic prophylaxis for emergency cesarean section: a randomized prospective study. Int. J. Clin. Pharmacol. Ther. Toxicol. 25 : 582 (1987)

228. Taylor, T.V., Dawson, D.L., De Silva, M., Shaw, S.J., Durrans, D. and Makin, D.: Preoperative intraincisional cefamandole reduces wound infection and postoperative inpatient stay in upper abdominal surgery. Ann. Royal Coll. Surg. Engl. 67 : 235 (1985)

229. Tchabo, J.-G., Cutting, M.E. and Butler, C.: Prophylactic antibiotics in patients undergoing total vaginal or abdominal hysterectomy. Int. Surg. 7 : 349 (1985)

230. Tenney, J.H., Vlahov, D., Salcman, M. and Ducker, Th.B.: Wide variation in risk of wound infection following clean neurosurgery. Implications for perioperative antibiotic prophylaxis. J. Neurosurg. 62 : 243 (1985)

231. Thomson, S.R., Carle, G., Reid, T.M.S., Davidson, A.I. and Miller, S.S.: Antibiotic prophylaxis in non-perforated appendicitis of childhood: tetracycline lavage compared with perioperative intravenous cefuroxime and metronidazole. J. Hosp. Infect. 9 : 158 (1987)

232. Tilney, N.L., Strom, T.B., Vineyard, G.C. and Merrill, J.P.: Factors contributing to the declining mortality rate in renal transplantation. New Engl. J. Med. 299 : 1321 (1978)

233. Tillegård, A.: Renal transplant wound infection: the value of prophylactic antibiotic treatment. Scand. J. Urol. Nephrol. 18 : 215 (1984)

234. Törnqvist, A., Forsgren, A., Leandoer, L. and Ursing, J.: Identification and antibiotic prophylaxis of high-risk patients in elective colorectal surgery. World J. Surg. 11 : 115 (1987)

235. Townsend, T.R., Rudolf, L.E., Westervelt, F.B., Mandell, G.L. and Wenzel, R.P.: Prophylactic antibiotic therapy with cefamandole and tobramycin for patients undergoing renal transplantation. Infect. Control 1 : 93 (1980)

236. Vestweber, K.H., Borisch, N., Jostarndt, L., Ullmann, U., Vestweber, A.M. andTroidl, H.: Single shot antibiotic prophylaxis with mezlocillin versus a long term regimen in colonic surgery. Proc. 13th Int. Congr. Chemotherapy, Vienna 1983

237. Wang, E.E.L., Prober, C.G., Hendrick, B.E., Hoffman, H.J. and Humphreys, R.P.: Prophylactic sulfamethoxazole and trimethoprim in ventriculoperitoneal shunt surgery. A double-blind, randomized, placebo-controlled trial. JAMA 251 : 1174 (1984)

238. Weaver, L.T.: Letter to the editor. Prophylactic rectal metronidazole before appendicectomy: should we use it in children? J. Hosp. Infect. 4 : 213 (1983)

239. Weaver, M., Burdon, D.W., Youngs, D.J. and Keighley, M.R.B.: Oral neomycin and erythromycin compared with single-dose systemic metronidazole and ceftriaxone prophylaxis in elective colorectal surgery. Am. J. Surg. 151 : 437 (1986)

240. Wells, F.C., Newsom, S.W.B. and Rowlands, C.: Wound infection in cardiothoracic surgery. Lancet 1209 (1983)

241. Weström, L., Svensson, L., Wölner-Hanssen, P. and Mårdh, P.-A.: A clinical double-blind study on the effect of prophylactically administered single dose tinidazole on the occurrence of endometritis after first trimester legal abortion. Scand. J. Infect. Dis. 26 Suppl. : 104 (1981)

242. Willis, R.G., Lawson, W.C., Hoare, E.M., Kingston, R.D. and Sykes, P.A.: Are bile bacteria relevant to septic complications following biliary surgery? Br. J. Surg. 71 : 845 (1984)

243. Wood, P.B.: Wound infection in undressed suturde wounds of the hand. Br. J. Surg. 58 : 543 (1971)

244. Working party of the British Society for Antimicrobial Chemotherapy, report of: The antibiotic prophylaxis of infective endocarditis. Lancet 1323 (1982)

245. Younger, J.J., Simmons, J.C.H. and Barrett, F.F.: Failure of single-dose intraventricular vancomycin for cerebrospinal fluid shunt surgery prophylaxis. Pediatr. Infect. Dis. J. 6 : 212 (1987)